D1723391

Mit freundlicher Empfehlung
überreicht durch

Influenza – neue diagnostische und therapeutische Chancen

Herausgegeben von
Georg Vogel und Werner Lange

Mit Beiträgen von

Martin Ehlers
Rolf Heckler
Klaus-Dieter Kossow
Werner Lange
Reinhold E. Schmidt
Thomas D. Szucs
Klaus-Dieter Tympner
Helmut Uphoff
Georg Vogel
Peter Wutzler

40 Abbildungen
16 Tabellen

2000
Georg Thieme Verlag
Stuttgart · New York

Die Deutsche Bibliothek –
CIP-Einheitsaufnahme

Influenza – neue diagnostische und therapeutische Chancen / hrsg. von Georg Vogel und Werner Lange. – Stuttgart ; New York : Thieme, 2000

*Titelmotiv auf der Umschlagvorder-
und Rückseite:* Edvard Munch, Selbstportrait mit spanischer Grippe © The Munch Museum / The Munch Ellingsen Group / VG Bild-Kunst, Bonn 1999

© 2000 Georg Thieme Verlag
Rüdigerstraße 14
70469 Stuttgart

Printed in Germany

Umschlag: S. Killinger, Kornwestheim
Grafiken: Ziegler + Müller,
 Kirchentellinsfurt
Satz: Ziegler + Müller, Kirchentellinsfurt
 System: 3B2 (6.05)
Druck: Grammlich, Pliezhausen
Buchbinder: F. W. Held, Rottenburg

ISBN 3-13-105431-X

1 2 3 4 5 6

Wichtiger Hinweis: Wie jede Wissenschaft ist die Medizin ständigen Entwicklungen unterworfen. Forschung und klinische Erfahrung erweitern unsere Erkenntnisse, insbesondere was Behandlung und medikamentöse Therapie anbelangt. Soweit in diesem Werk eine Dosierung oder eine Applikation erwähnt wird, darf der Leser zwar darauf vertrauen, dass Autoren, Herausgeber und Verlag große Sorgfalt darauf verwandt haben, dass diese Angabe dem **Wissensstand bei Fertigstellung des Werkes** entspricht.

Für Angaben über Dosierungsanweisungen und Applikationsformen kann vom Verlag jedoch keine Gewähr übernommen werden. **Jeder Benutzer ist angehalten,** durch sorgfältige Prüfung der Beipackzettel der verwendeten Präparate und gegebenenfalls nach Konsultation eines Spezialisten festzustellen, ob die dort gegebene Empfehlung für Dosierungen oder die Beachtung von Kontraindikationen gegenüber der Angabe in diesem Buch abweicht. Eine solche Prüfung ist besonders wichtig bei selten verwendeten Präparaten oder solchen, die neu auf den Markt gebracht worden sind. **Jede Dosierung oder Applikation erfolgt auf eigene Gefahr des Benutzers.** Autoren und Verlag appellieren an jeden Benutzer, ihm etwa auffallende Ungenauigkeiten dem Verlag mitzuteilen.

Anschriften

Herausgeber

Prof. Dr. Werner Lange
Brentanostraße 26
12163 Berlin

Prof. Dr. Georg Vogel
Stievestraße 5
80638 München

Autoren

Dr. Martin Ehlers
Dorotheenstraße 174
22299 Hamburg

Dr. med. Rolf Heckler
Niedersächsisches Landes-
gesundheitsamt
Fachbereich Virologie/
NRZ Influenza
Roesebeckstraße 4
30449 Hannover

Prof. Dr. med. Klaus-Dieter Kossow
Tannenweg 9
28832 Achim

Prof. Dr. Reinhold E. Schmidt
Medizinische Hochschule
Zentrum Innere Medizin
und Dermatologie
Abteilung Klinische Immunologie
Carl-Neuberg-Straße 1
30625 Hannover

Prof. Dr. Thomas Szucs
Universitätsspital Zürich
Postfach 16
CH-8091 Zürich

Prof. Dr. Klaus-Dieter Tympner
Städtisches Krankenhaus
Harlaching
Sanatoriumsplatz 2
81545 München

Dr. Helmut Uphoff
Schuhmarkt 4
35037 Marburg

Prof. Dr. Peter Wutzler
Friedrich-Schiller-Universität
Institut für antivirale
Chemotherapie
Nordhäuser Straße 78
99089 Erfurt

Vorwort

Millionenfache zusätzliche Arztkontakte und Arbeitsunfähigkeiten sowie zehntausendfache zusätzliche Klinikeinweisungen während der Grippesaison 1998/99 charakterisieren ein Krankheitsgeschehen von großer medizinischer und sozialökonomischer Bedeutung. Die Zahl der influenzaassoziierten Todesfälle, die anhand der sogenannten Übersterblichkeit ermittelt wird, lag im Winterhalbjahr 1998/99 in Deutschland nach vorsichtigen Schätzungen bei 15000, im Winterhalbjahr 1995/96 mit seiner schweren Influenzaepidemie sogar bei etwa 30000. Die Influenza ist *die am häufigsten unterschätzte Infektionskrankheit.* Wegen der Wandelbarkeit des Influenzavirus ist in jeder Saison mit neuen Epidemien und Pandemien zu rechnen.

Das vorliegende Taschenbuch, das aus dem „Expertengespräch Influenza" im Thieme Verlagshaus am 16. und 17. Juli 1999 entstanden ist, stellt einen von Experten verschiedener Fachrichtungen (Allgemeinpraktiker, Internisten, Pneumologen, Virologen, Epidemiologen, Pädiater, Medizinökonomen) erarbeiteten Leitfaden für den Umgang mit der Influenza an der Schwelle zum nächsten Jahrtausend vor. Dieser Leitfaden dient auch als Informationsquelle für den sachgerechten und erfolgreichen Einsatz der neuen, vielversprechenden Neuraminidase-Hemmer, die man als therapeutischen Durchbruch nach langer Zeit eingeschränkter Handlungsfähigkeit bezeichnen kann. Das Werk soll dazu beitragen, dass das neue Präparat, das in Deutschland seit Oktober 1999 verfügbar ist, vernunftgemäß und richtig zum Wohle der Patienten eingesetzt wird.

Ärzte in Praxis und Klinik sowie Ärzte im Öffentlichen Gesundheitswesen sind zur kritischen Lektüre eingeladen. Ihre Anregungen sind willkommen. Die Herausgeber danken allen beteiligten Autoren, dem Thieme Verlag und der Firma Glaxo Wellcome für ihren Beitrag und ihre Unterstützung.

Berlin und München,   Prof. Dr. Werner Lange
im November 1999   Prof. Dr. Georg Vogel

Inhaltsverzeichnis

Abkürzungsverzeichnis

AGI	Arbeitsgemeinschaft Influenza
ARE	akute respiratorische Erkrankung
BKK	Betriebskrankenkasse
BOOP	Bronchiolitis obliterans organizing pneumonia
CDC	Center of Disease Control
EISS	European Influenza Surveillance Scheme
ELISA	Enzyme-linked Immuno Sorbent Assay
GKV	Gesetzliche Krankenversicherung
HHT	Hämagglutinationshemmtest
IFT	Immunfluoreszenztest
KBR	Komplementbindungsreaktion
KW	Kalenderwoche
MDCK	Madine-Darby Canine Kidney
NRZ	Nationale Referenzzentren
PCR	Polymerase Chain Reaction = Polymerasekettenreaktion
RKI	Robert-Koch-Institut
RSV	Respiratory Syncytial Virus, RS-Virus
RT-PCR	Polymerasekettenreaktion mit reverser Transkriptase
UIP	Usual interstitial pneumonitis

1 Einführung

Georg Vogel, Werner Lange

Jedes Jahr ist ein Influenzajahr – sowohl auf der nördlichen als auch auf der südlichen Halbkugel der Erde. Allein in den USA, Europa und Japan können jährlich 100 Millionen Menschen an einer Influenza erkranken. Wann und wo und mit welcher Intensität die explosionsartigen Ausbrüche dieser auch heute noch rätselhaften Viruserkrankung auftreten, ist nicht vorhersehbar. Die Influenza ist schon seit Hippokrates bekannt. Ihr Wesen und das Anforderungsprofil an den behandelnden Arzt – die *ärztliche Kunst,* die bezüglich der Influenza vielleicht das Allerwichtigste ist – wird treffend durch den 1. hippokratischen Aphorismus charakterisiert:

„Das Leben ist kurz, die Kunst weit, der günstige Augenblick flüchtig, der Versuch trügerisch, die Entscheidung schwierig. Der Arzt muss nicht nur bereit sein, selber seine Pflicht zu tun, er muss sich auch die Mitwirkung des Kranken, der Gehilfen und der Umstände sichern."

Die Influenza gehört zu den fieberhaften Erkrankungen der Atemwege, die von Allgemeinsymptomen begleitet werden. Diese akuten respiratorischen Erkrankungen (ARE) sind einer der häufigsten Anlässe zum Arztbesuch. Bei Epidemien stellen sie (mehr als) die Hälfte der Patienten einer Allgemeinpraxis. Zum Glück verläuft die Infektion mit Influenzaviren oft ohne Komplikationen. Sie kann sich aber auch zu einer ernsten Gefährdung entwickeln und sogar tödlich enden, wie z. B. bei einer 20-jährigen Zahnarzthelferin, die am 4. Tag ihrer Influenza von ihrer Mutter tot aufgefunden wurde (siehe auch S. 43). Im Zusammenhang mit der Influenza sollte man deshalb nie das Eigenschaftswort „banal" verwenden, weil es impliziert, dass man etwas nicht ernst nimmt.

   Die Influenza war und ist *die am häufigsten unterschätzte Infektionskrankheit.* Zu ihrer Unterschätzung trug die auch heute noch nachwirkende Begriffsverwirrung bei: Das Krankheitsbild wurde u. a. als „Erkältung", „Grippe", „grippaler Infekt", „Virusgrippe" oder „Influenza" bezeichnet. Zudem ist es für den Arzt oft nicht leicht gewesen, die In-

fluenza nur anhand klinischer Symptome von anderen Atemwegserkrankungen zu unterscheiden. In diesem Taschenbuch wird nur *die*
ARE, die durch Influenzaviren verursacht wird, als Influenza bezeichnet. Die klinische Perspektive gebietet es allerdings, dass in den klinischen Kapiteln auch ARE, die nicht definitiv als Influenzavirus-Erkran-
kungen diagnostiziert sind, in die Betrachtung einbezogen werden.

Wann genau und wie stark die Influenza „zuschlägt", ist nicht vorhersehbar. Allerdings scheinen am Ende des Herbstes und Anfang des
Winters die klimatischen Bedingungen für das Influenzavirus besonders günstig zu sein, um sich in Mensch und Tier zu vermehren. Im
Frühjahr ist die Grippewelle in der Regel wieder vorbei.

Im Verhältnis zum Schaden, den eine „Grippewelle" anrichten kann,
nimmt die Öffentlichkeit erstaunlich wenig Notiz von dieser Erkrankung. Im Editorial des Bundesgesundheitsblattes 10/97 hat Prof. K. Al-
fred Nassauer vom Robert-Koch-Institut (RKI) dieses Missverhältnis
eindrucksvoll kommentiert: „Eine feindliche Armee fällt in Deutschland ein, terrorisiert die Zivilbevölkerung, 20 000 … werden getötet,
und nach wenigen Monaten ziehen die Streitkräfte wieder ab. Ein sol-
ches Ereignis könnte mit ‚Nationale Katastrophe' nur annähernd beschrieben werden. Politik und gesellschaftliche Kräfte würden alles
tun, damit sich Vergleichbares nicht wieder ereignet."

Tatsächlich hat es in der Saison 1995/96 mit ihrer schweren Influenzaepidemie allein in Deutschland etwa 30 000 influenzaassoziierte Todesfälle gegeben.

Nun hat die Pharmaforschung gegen ein Enzym an der Oberfläche
des Influenzavirus, die Neuraminidase, einen Hemmstoff entwickelt.
Dieses Enzym war lange in seiner Bedeutung unterschätzt worden. Der
neue Neuraminidase-Inhibitor wird der Influenza erstmalig wirksam
Einhalt gebieten. Auf dem 105. Internistenkongress im Mai 1999 wurde
das 20. Jahrhundert als Jahrhundert der antibakteriellen Therapie ge-
würdigt und das kommende 21. als *Jahrhundert der antiviralen Therapie*
apostrophiert. Die Hemmung der Neuraminidase gilt als ein wichtiger
Ausgangspunkt dieser Entwicklung.

Das vorliegende Taschenbuch stellt ein von Experten verschiedener
Fachrichtungen erarbeitetes Strategiekonzept für den Umgang mit der
Influenza an der Schwelle zum nächsten Jahrtausend vor. Der Leitfaden
unterstreicht die präventive Bedeutung der Influenza-Schutzimpfung
und begrüßt den diagnostischen Rückhalt durch den neuen PCR-
Schnelltest, der in Zweifelsfällen und bei besonderem Risiko die frühzeitige Bestätigung eines Influenzaverdachtes innerhalb von Stunden
ermöglichen kann.

Vorgehen bei akuter respiratorischer Erkrankung (ARE) – Essentials

- rechtzeitige Influenzaimpfung von Risikopatienten, Beachtung der Impfindikationen für besonders exponierte Gruppen
- bei vorliegender ARE frühe Diagnostik (evtl. Influenza-Schnelltest; siehe S. 40)
- frühe Gabe von Neuraminidase-Hemmern
- frühe bakteriologische Diagnostik
- rechtzeitige Antibiotikatherapie gegen bakterielle Sekundärinfektion
- Berücksichtigung der postgrippalen Asthenie (siehe S. 94 f.)

Der Leitfaden dient auch als Informationsquelle und Grundlage für den sachgerechten und erfolgreichen Einsatz der neuen, vielversprechenden Neuraminidase-Hemmer, die man als therapeutischen Durchbruch nach langer Zeit eingeschränkter Handlungsfähigkeit bezeichnen kann. Das Werk soll dazu beitragen, dass das neue Präparat Relenza™, das in Deutschland seit Oktober 1999 verfügbar ist, zum Wohle der Patienten eingesetzt wird.

Niemand muss heute mehr an Influenza sterben, wenn alle – Ärzte und Patienten – gut informiert sind und adäquat handeln.

2   Virologie und Epidemiologie

Werner Lange

Die Influenza, eine der *letzten großen Seuchen der Menschheit,* kann jedes Jahr hohe Erkrankungszahlen und eine große Zahl von Todesfällen verursachen. Ihre volkswirtschaftliche Bedeutung ist enorm (siehe dazu Beitrag von Szucs, S. 60 – 65). Verantwortlich für die Erkrankung sind Viren aus der Familie der Orthomyxoviridae, deren besondere Variabilität immer neue Epi- und Pandemien auslösen kann.

2.1   Influenzaviren

Die Influenzaviren kommen in den drei Typen A, B und C vor. Aber nur die beiden Typen A und B sind für den Menschen relevant, der Typ C verursacht beim Menschen allenfalls harmlose Erkrankungen. Typ A, der bei Menschen und Tieren vorkommt, bringt häufig neue Subtypen und Varianten hervor, die sich schnell ausbreiten und neue Epi- und Pandemien mit schweren Erkrankungen verursachen können. Typ B, der nur beim Menschen vorkommt, hat nur einen einzigen Subtyp, bringt aber relativ häufig neue Varianten hervor.

Das im Elektronenmikroskop rundliche bis längsovale Viruspartikel (Abb. 2.**1**) trägt zwei Oberflächen-Antigene, das Hämagglutinin und die Neuraminidase, die eine wichtige Rolle beim Infektionsprozess, bei der Virusvermehrung und der Entstehung von Immunreaktionen spielen.

Wichtig für das Verständnis der Vorgänge, die zur Entstehung neuer Subtypen durch Shift führen, ist, dass die RNS der Influenza-Viren in 8 nur lose miteinander verbundenen Segmenten vorliegt. Jedes Segment kodiert für ein Antigen des Virus.

Jedes neu isolierte Influenzavirus erhält nach internationaler Übereinkunft eine Bezeichnung, aus der Informationen zum Typ, bei Tieren zur Spezies, zum Fundort und zum Jahr der Isolierung hervorgehen. In der Regel wird bei uns diese Bezeichnung entweder vom isolierenden Laboratorium oder vom Nationalen Referenzzentrum für Influenza vergeben. Für die Nomenklatur der Influenza-A-Viren ist ferner die Zuordnung zu einem Subtyp von größter Bedeutung. Dazu wird am Ende der Bezeichnung in Klammern die Formel der Oberflächenantigene H und

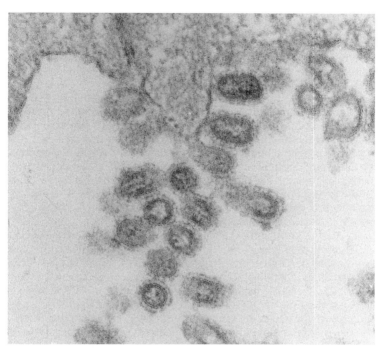

Abb. 2.1 Ausknospung eines Influenzavirus

N angegeben. Derzeit sind 15 Subtypen des Hämagglutinins (H1 – H15) und 9 Subtypen der Neuraminidase (N1 – N9) bekannt. Beispielsweise erhielt der Prototypstamm des im Jahre 1957 in Singapur zuerst isolierten neuen Subtyps folgende Bezeichnung: A/Singapore/1/57 (H2N2). Dabei steht das „A" für den Typ, „Singapore" für den Isolierungsort Singapur, „1" für die laufende Nummer der Isolate, „57" für das Jahr (1957) und „(H2N2)" für den Subtyp. Bei den Influenza-B-Viren, die keine Subtypen haben, wird die Formel der Oberflächenantigene nicht angegeben. Ein in Bayern in der vergangenen Saison isoliertes Influenza-B-Virus könnte die Bezeichnung tragen: B/München/35/99. Epidemiologen und Virologen können anhand dieser Nomenklatur auf einfache Weise erkennen, woher ein Virus stammt und welchem Subtyp es angehört.

2.2   Virusreplikation, Funktion der Oberflächen-Antigene

Für die Infektion einer Zelle ist die Bindung des Viruspartikels an Rezeptoren der Zellmembran Voraussetzung. Rezeptoren sind terminale Sialinsäurereste an Membran-Glykoproteinen und -Glykolipiden.

Das *Hämagglutinin* an der Virusoberfläche vermittelt die Bindung des Virus an Rezeptoren in der Atemwegsepithelzelle. Da die Zellen ohne Hämagglutinin nicht infiziert werden können, verhindern Antikörper gegen Hämagglutinin die Infektion. Hämagglutinin ermöglicht auch die Fusion mit intrazellulären Vesikeln, die für den Transport des Virus in der Zelle unentbehrlich sind. Das Genom des Influenzavirus, die virale RNS, besteht aus 8 nur lose miteinander verbundenen Segmenten. Sie gelangt in den Zellkern der Wirtszelle und dient als Muster für die Produktion der Bestandteile neuer Influenzaviren. Der Prozess der Infektion einer Zelle und der Replikation von Influenzaviren ist in der Abb. 2.**2** schematisch dargestellt.

Das Enzym und Oberflächen-Antigen *Neuraminidase,* das Neuraminsäure von Kohlenhydratkomplexen abspaltet, hat eine entscheidende Funktion bei der Vollendung der Virusreplikation, indem es die neugebildeten Viren abschneidet, wenn sie aus der Wirtszelle ausknospen (Abb. 2.**1**, 2.**2**). Mit Hemmstoffen gegen die Neuraminidase lässt sich die Ausschleusung der Viren aus der Zelle verhindern. In diesem Sinne wirken auch die neuen Neuraminidase-Inhibitoren. Indem sie die Funktion der Neuraminidase unterbinden, bleibt der Ausknospungsprozess stecken. Die Viruspartikel können sich nicht mehr von den Zellmembranen lösen und im Körper ausbreiten. Das Immunsystem kann die Infektion leichter überwinden.

Der Neuraminidase werden noch weitere Funktionen bei der Virusvermehrung zugeschrieben: Sie schwächt wahrscheinlich die Barrierefunktion des Atemwegsschleimes, indem sie darin enthaltene infektionshemmende Stoffe abbaut, und erleichtert damit die Infektion der Wirtszellen. Außerdem verhindert sie die Aggregation der Viren, durch die die Virusbelastung verringert würde.

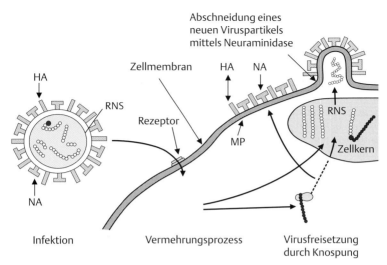

Abb. 2.**2** Schematische Darstellung der Vermehrung von Influenzaviren (RNS = Ribonukleinsäure; MP = Matrixprotein; NA = Neuraminidase; HA = Hämagglutinin)

Funktionen der Neuraminidase für das Influenzavirus

– Freisetzung des Virus aus der Wirtszelle durch Vollendung der Ausknospung
– Schwächung der Barrierefunktion des Schleims in den Atemwegen
– Verhinderung der Aggregation der Viren

2.3 Pathogenese: Verlust des Atemwegsepithels entscheidend

Für die Pathogenese und Klinik der Influenza ist das Schicksal der Wirtszelle entscheidend. Zunächst stellt die infizierte Atemepithelzelle nach der Infektion die eigene Versorgung mit Nahrungssubstanzen ein. Ihr Stoffwechsel dient nur noch der Produktion von Viruspartikeln, wobei bis zu 100 000 Partikel pro Zelle entstehen. Die umfunktionierte Wirtszelle degeneriert dabei, wird nekrotisch und löst sich ab. Im Atemwegsepithel entsteht ein Zelldefekt. Der Zelluntergang betrifft vor allem die zilientragenden Zylinderepithelzellen, aber auch schleimbildende Becherzellen, Alveolarzellen und Makrophagen. Durch den Zellverlust fällt die Selbstreinigungsfunktion der Atemwege (mukoziliäre Clearance), die für den Abtransport von Schmutzpartikeln, Schleim, Krankheitserregern, Zelltrümmern usw. verantwortlich ist, ganz oder teilweise aus.

Darüber hinaus zerstören die Influenzaviren die lokalen unspezifischen und spezifischen Abwehrsysteme, was im Labor als vorübergehende Immunsuppression messbar ist. Dadurch wird der Boden bereitet für bakterielle Superinfektionen, die ohne die Vorschädigung des Epithels nicht möglich wären.

2.4   Virusausscheidung und Übertragung

Bei der sehr kurzen Inkubationszeit der Influenza von weniger als einem Tag bis maximal 3 Tagen kann die Virusausscheidung erst kurz vor Ausbruch der Beschwerden beginnen. Sie ist am ersten und zweiten Tag der Erkrankung am intensivsten und hält etwa 5 bis 7 Tage nach Krankheitsbeginn an. Immunsupprimierte können das Virus wochen- bis monatelang ausscheiden. Etwa 70% der Influenzainfektionen bei Immunsupprimierten sind nosokomiale Infektionen.

Die Viren werden meistens durch Tröpfcheninfektion (Abb. 2.**3**) übertragen. Beim Husten, Niesen, Sprechen oder Atmen gelangen virusbeladene Schleimtröpfchen auf die Schleimhäute des Gegenübers. Die besten Bedingungen für eine Ansteckung bieten daher Menschenansammlungen. Während einer Influenzaepidemie müsste man, um die Übertragung wirksam zu unterbrechen, nicht nur Kindergärten und Schulen, sondern auch Verkehrsmittel, Betriebe, Theater, Sportstadien usw. schließen, denn überall wo Menschen sich versammeln, geht die Influenza „wie ein Buschfeuer" hindurch. In Epidemien liegt die Morbidität zwischen 8 und 30%, in Pandemien können bis zu 80% der Bevölkerung erkrankt sein! Bei schweren Epidemien mit Erkrankungsraten zwischen 20 und 30% wären in Deutschland rund 20 Mio. Menschen krank und bei leichteren Epidemien, wie z.B. 1998/99, immerhin etwa 8 Mio. bzw. 10%.

Die Übertragung durch direkten Kontakt, z.B. beim Händeschütteln, und durch kontaminierte Gegenstände ist ebenfalls möglich. Klimaanlagen in Flugzeugen, Großraumbüros oder Kongressgebäuden können das Influenzavirus effizient verbreiten. Der internationale Reiseverkehr spielt heute eine große Rolle bei der Ausbreitung neuer Subtypen.

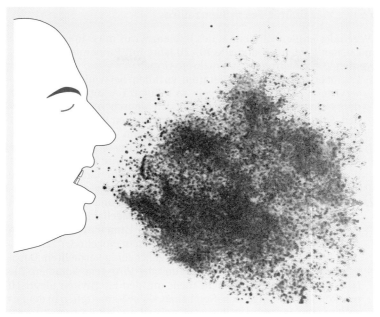

Abb. 2.**3** Eindrucksvolle Darstellung der Tröpfchenausscheidung

2.5 Ansteckung auf Reisen

Auf der Nordhalbkugel der Erde ist die Influenza weitgehend ein saisonales Geschehen, das sich ungefähr in der Zeit zwischen November und April entfaltet. Auf der Südhalbkugel gibt es zwar eine ähnliche „Wintersaison" zwischen Mai und August, in den wärmeren Gebieten der Südhalbkugel ist die Saisonalität aber weniger ausgeprägt und die Influenza im Grunde das ganze Jahr über präsent. Wenn man in diese Gebiete reist, kann man daher auch außerhalb der heimischen Grippesaison eine Influenza bekommen. Zu berücksichtigen ist dabei auch, dass der Impfschutz erst 2 – 4 Wochen nach einer Influenzaimpfung einsetzt und dass die hier erhältlichen Impfstoffe gegenüber den auf der Südhalbkugel vorherrschenden Influenzavirus-Varianten eventuell nur einen eingeschränkten Schutz bieten.

2.6   Variabilität des Influenzavirus

Wegen der großen Variabilität des Influenzavirus muss in jeder Saison mit neuen Epidemien und alle 10–20 Jahre mit Pandemien gerechnet werden. Diese Bedrohung hat mehrere Ursachen:

1. Es gibt bei verschiedenen Tierarten, vor allem bei wildlebenden Wasservögeln, ein großes Reservoir an Influenza-A-Subtypen, die sich dort weiterentwickeln und/oder auf den Menschen übergreifen können. Solche Viren könnten Ursache einer neuen Pandemie sein. Daher läuten weltweit die Alarmglocken, wenn – wie 1997 in Hongkong – ein beim Menschen unbekanntes Virus vom Vogel auf den Menschen kommt. Wegen des Tierreservoirs wird es auch nicht gelingen, die Influenza beim Menschen auszurotten, da immer neue Subtypen aus der Tierwelt auf den Menschen übergreifen können.

2. Influenzaviren können die in der Bevölkerung und beim Einzelnen aufgebaute Immunität mit Hilfe der beiden Mechanismen Shift und Drift umgehen. Ein *Shift* (Rekombination) kann stattfinden, wenn sich in derselben Wirtszelle (beim Menschen, Vogel oder Schwein) zwei verschiedene Influenza-A-Viren gleichzeitig vermehren. Dabei kann es zu einer „falschen" Sortierung der Virusgene kommen. Die Nachkommen sind dann nicht mehr mit den Elternviren identisch und können neue Eigenschaften haben. Diese Viren treffen in der Regel auf eine Menschheit, die noch keine Immunität gegen sie entwickelt hat, und können sich in einer Pandemie mit großen Erkrankungs- und Todeszahlen ausbreiten. Ein Beispiel ist der Hongkong-Subtyp der Pandemie von 1968/69/70.

   Die zweite Möglichkeit zur Variation der Influenzaviren ist die Ansammlung von Punktmutationen an den Genen, welche die Oberflächen-Antigene Hämagglutinin und Neuraminidase kodieren. Durch diese antigenetische *Drift* kommt es zu Abweichungen in der Antigenstruktur der neuen Viren, die aber mit dem ursprünglichen Subtyp verwandt bleiben. Die Viren haben sich aber so verändert, dass die in der Bevölkerung aufgebaute Immunität sie nicht mehr neutralisieren kann. Sie können sich leichter ausbreiten und mehr oder weniger ausgedehnte Epidemien verursachen. Im Vergleich zum Shift ist die Drift ein mehr lokales Geschehen, da die Selektion durch die Immunität der betroffenen Bevölkerung erfolgt.

3. Ein weiterer Mechanismus ist das Wiederauftreten eines beim Menschen früher schon bekannten Virussubtyps, der im Tierreservoir konserviert geblieben ist. Ein Beispiel ist das ursprünglich aus China stammende sogenannte Russenvirus der Pandemie von 1977, das völlig identisch mit den letzten Varianten eines 1957 verschwundenen Vorläufers war.

2.7 Pandemien in diesem Jahrhundert

In diesem Jahrhundert gab es mehrere Influenzapandemien: Die mit Abstand schwerste Pandemie, die sogenannte Spanische Grippe von 1918/19, hat weltweit mehr als 20, vermutlich 50 Millionen Todesopfer gefordert. Die Herkunft des Subtyps dieser Pandemie ist bis heute nicht ganz geklärt. Es wird jedoch vermutet, dass er wie die meisten Subtypen dieses Jahrhunderts aus dem asiatischen Bereich, speziell China, stammte. Während der Pandemie mit dem berühmten „Asia-Virus", das von 1957–1968 grassierte, ist weltweit etwa 1 Million Menschen an Influenza gestorben. Auch die folgende Pandemie der „Hongkong-Grippe", die 1968 einsetzte, führte wiederum zu etwa 1 Million Opfern weltweit. Nachkommen des Virussubtyps dieser Pandemie (H3N2) zirkulieren heute noch. Die bereits erwähnte Pandemie der „Russischen Grippe" seit 1977 verlief vergleichsweise harmlos, was auch daran lag, dass die älteren Jahrgänge zum Teil noch gegen diesen zurückgekehrten Subtyp immun waren. Bemerkenswert ist, dass seit dem Auftreten des Subtyps H1N1 im Jahre 1977 die beiden Subtypen H3N2 und H1N1 simultan oder in einem nicht vorhersagbaren Wechsel zirkulieren, während früher ein neu auftretender Subtyp den Vorgänger verdrängt hatte. Neue Pandemien können jederzeit auftreten.

2.8 Erkrankungsziffern, Altersverteilung

Bei der Ermittlung der Influenzainzidenz und -prävalenz besteht das große Problem, dass in der Praxis akute Atemwegsinfekte verschiedener Ätiologie und zum Teil auch mit Mischätiologie auftreten, die sich klinisch oft nicht voneinander unterscheiden lassen. Während der Wintersaison mit Influenza-A- und -B-Aktivität verursachen u. a. auch Adenoviren, Parainfluenzaviren, RS-Viren und Mykoplasmen klinisch ähnliche ARE. Angaben zur Influenzahäufigkeit sind daher stets das Ergebnis von Schätzung und Kalkül. Im Beitrag von Uphoff wird das Modell der Basiskurve erläutert, mit deren Hilfe sich die Influenzaaktivität separat ermitteln lässt (siehe S. 27 f.).

Die Influenza gilt – auch bei vielen Ärzten – als ein Problem, das vor allem ältere Menschen betrifft. Dies trifft weder in Pandemien noch in Epidemien zu, was die absoluten Erkrankungszahlen angeht. Nach Monto und Sullivan (1993) treten die meisten Influenzainfektionen (A und B) bei Kindern und jungen Erwachsenen auf (Abb. 2.**4** und 2.**5**). Ältere Menschen sind relativ selten betroffen. Betrachtet man aber die Influenza-Mortalität, so liegt der Schwerpunkt weit mehr bei alten als bei jungen Menschen.

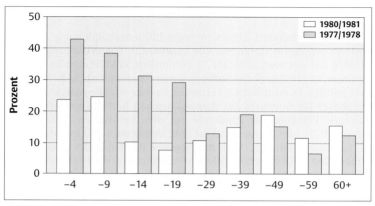

Abb. 2.**4** Infektionsraten in verschiedenen Altersgruppen: Influenza A/H3N2 (nach Monto und Sullivan, 1993)

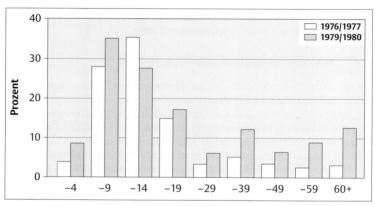

Abb. 2.**5** Infektionsraten in verschiedenen Altersgruppen: Influenza B (nach Monto und Sullivan, 1993)

2.9 Übersterblichkeit, Influenza als Todesursache

Die Zahl der influenzaassoziierten Todesfälle wird anhand der sogenannten Übersterblichkeit ermittelt. Dabei handelt es sich um die erhöhte Zahl von Todesfällen im Vergleich zwischen Winter- und sonstigen Monaten. Sie wird sowohl durch direkte als auch durch indirekte Viruswirkung bedingt. Eine gewisse Übersterblichkeit tritt jeden Winter auf. In Deutschland sind 10 000 bis 20 000 zusätzliche Todesfälle in den Wintermonaten nicht unüblich. Die Altersverteilung der durch Influenza bedingten Todesfälle ist in Abb. 2.6 dargestellt.

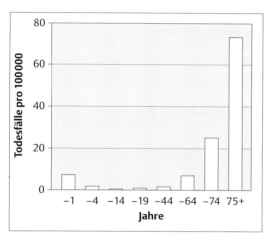

Abb. 2.**6** Influenzamortalität – Altersabhängigkeit von Todesfällen durch Pneumonie und Influenza

Die Bedeutung der Influenza als Todesursache kommt in den offiziellen Todesursachenstatistiken nicht richtig zum Ausdruck. Eine Influenza kann viele gerade noch kompensierte Organ- oder Stoffwechselerkrankungen zur Dekompensation bringen. Die denkbaren pathogenetischen Zusammenhänge sind vielfältig (siehe dazu auch den Beitrag „Influenza in der Geriatrie", S. 100 – 108). Die vermutlich hohe Dunkelziffer bei der influenzabedingten Mortalität entsteht, weil viele Todesfälle auf Grundkrankheiten oder finale Erkrankungen zurückgeführt werden und die ursächliche Bedeutung der Influenza nicht bedacht wird. Kliniken oder Notärzte berücksichtigen die Influenza in ihren Überlegungen nur selten, eine Diagnostik wird in den meisten Fällen nicht durchgeführt.

Die retrospektive Betrachtung von Todesfällen während einer Influenzaepidemie ergibt häufig einen Hinweis auf die Todesursache Influenza. Eigene Recherchen des Autors haben dies in mehreren Fällen bestätigt. Vor allem der Zusammenhang zwischen Influenza und kardialen Komplikationen inklusive Myokardinfarkt und die Foudroyanz einer primären hämorrhagischen Influenza-Pneumonie sind Faktoren, die bei der Feststellung der Todesursache oft nicht berücksichtigt werden.

Literatur

[1] Bonagurio AD, Nakada S, Parvin JD, Krystal M, Palese P, Fitch WM: Evolution of human influenza A viruses over 50 years: rapid, uniform rate of change in NS gene. Science 1986, 232: 980–982

[2] Lange W, Vogel GE, Uphoff H: Influenza. Virologie, Epidemiologie, Klinik, Therapie und Prophylaxe. Blackwell Wissenschafts-Verlag, Berlin, Wien, 1999

[3] Lange W: Influenza: Risikogruppen und Impfstrategien. Die Gelben Hefte 1997, 37: 15–25

[4] Monto AS, Sullivan KM: Acute respiratory illness in the community. Frequency of illness and agents involved. Epidemiol Infect 1993, 110: 145–160

[5] Rott R: Influenza-Pneumonie: Synergismus von Viren und Bakterien. Die Gelben Hefte 1988, 28: 59–68

[6] Serfling RE, Sherman IL, Housworth WJ: Excess pneumonia-influenza mortality by age and sex in three major influenza A2 epidemics, United States, 1957–1958, 1960, and 1963. Am J Epidemiol 1967, 86: 433–441

[7] Wilson R, Alton E, Rutman A, Higgins P, Al Nakid W, Geddes DM, Tyrrell DAJ, Cole PJ: Upper respiratory tract viral infection and mucociliary clearance. Europ J Respir Dis 1987, 70: 272–279

[8] Yewdell JW, Webster RG, Gerhard W: Antigenic variation in three distinct determinants of an influenza type A hemagglutinin molecule. Nature 1979, 279: 246–248

3 Labordiagnostik der Influenza

Peter Wutzler

Die virologische Diagnostik der Influenza ist durch den Nachweis des Virus bzw. der Virusbestandteile (Antigene oder Nukleinsäuren) und die Erfassung der Immunantwort des Patienten möglich (Übersicht: [4,5]). Laboruntersuchungen werden jedoch nur selten veranlasst, bzw. der behandelnde Arzt entscheidet sich für eine serologische Untersuchung, die nur retrospektiv die Diagnose erlaubt. Mit der Entwicklung spezifischer antiviraler Präparate gegen Influenzaviren erlangt die Labordiagnostik jedoch einen höheren Stellenwert. Galt es bisher aus epidemiologischen Erwägungen, die Zirkulation der Influenzaviren in der Bevölkerung zu überwachen, um das Auftreten neuer Varianten frühzeitig zu erkennen, tritt jetzt die Differentialdiagnostik zu anderen, klinisch nicht abgrenzbaren Infektionen des Respirationstraktes mehr in den Vordergrund. Die antivirale Therapie nach objektivierter Diagnose erfordert eine schnelle Diagnostik, so dass die Entwicklung von Schnelltesten vorangetrieben wird.

3.1 Untersuchungsmaterial

Für den Nachweis des Influenzavirus sind Nasen- und Rachenabstrich, Nasen- und Rachenspülflüssigkeit, Nasopharyngealsekret, bronchoalveoläre Lavage oder Biopsie- und Sektionsmaterial geeignet. Der Erfolg der Untersuchung wird durch den Zeitpunkt der Entnahme, die Entnahmetechnik sowie die Transport- und Lagerungsbedingungen der Proben bestimmt (Abb. 3.**1**).

In der Frühphase, wenn der Arzt in der Praxis wissen möchte, ob eine Influenza vorliegt oder nicht, kommt der Rachen- oder Nasenabstrich als Untersuchungsmaterial in Frage. In dieser Situation ist die Lavage noch uninteressant. Wenn der Patient aber schon einige Tage erkrankt ist und Symptome hat, die auf eine pulmologische Komplikation hindeuten, erbringt nur noch die bronchoalveoläre Lavage die benötigte diagnostische Aussage. In dieser Situation ist nicht nur der Auslöser der Grunderkrankung (Influenza), sondern auch der Verursacher der

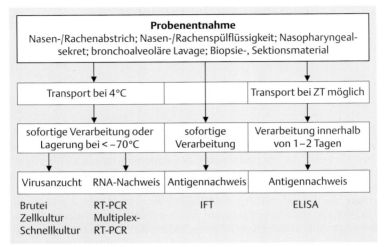

Abb. 3.**1**   Probenentnahme

bakteriellen Superinfektion von Interesse. Bakterielle Befunde im Nasen-Rachen-Raum lassen sich aber nicht auf die Lunge übertragen.

3.2   Virusanzucht

Die konventionelle Virusanzucht gilt als zuverlässigstes Verfahren der Influenzadiagnostik, an dem die anderen Nachweisverfahren gemessen werden. Voraussetzung ist, dass die Materialentnahme innerhalb der ersten 3 Tage nach Krankheitsbeginn vorgenommen wird.

Zur Virusanzucht im *embryonierten Hühnerei* werden befruchtete und 10 – 11 Tage vorbebrütete Hühnereier mit dem Untersuchungsmaterial beimpft (Amnionhöhle und Allantoishöhle). Nach einer Bebrütungszeit von 2 – 3 Tagen bei 33 °C sind im positiven Falle Influenzaviren in der Amnion- oder Allantoisflüssigkeit aufgrund ihrer hämagglutinierenden Eigenschaften (Meerschweinchen-, Hühnererythrozyten, humane Erythrozyten der Blutgruppe 0) zu erkennen. Zur weiteren Identifizierung der Viren erfolgt die Bestimmung der Neuraminidase und des Hämagglutinins mittels serologischer Methoden (Hämagglutinations- und Neuraminidase-Hemmtest). Im negativen Falle sind weitere Eipassagen notwendig.

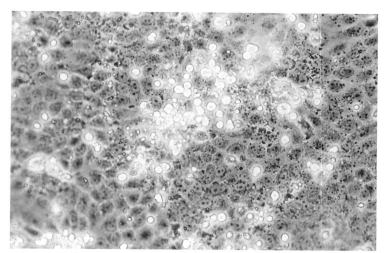

Abb. 3.**2** Zellkultur mit zytopathischen Veränderungen – histologisches Bild

Zur Virusanzucht in der Zellkultur eignet sich neben primären Affennierenzellen die permanente Hundenieren-Zelllinie MDCK (Madine-Darby Canine Kidney). Mit zytopathischen Veränderungen kann je nach Virusgehalt der Probe innerhalb von 3 – 7 Tagen gerechnet werden (Abb. 3.**2**). Häufig sind jedoch weitere Zellkulturpassagen erforderlich.

Die Virusanzucht und Typisierung der Isolate lässt sich durch sogenannte Schnellkulturen abkürzen [8]. Dabei werden MDCK-Zellen in Mikroplatten-Kavitäten über Nacht mit der Probe inkubiert und anschließend nach Fixierung mit verschiedenen monoklonalen Antikörpern gegen virale Antigene von Influenzavirus A und B behandelt, die mit Peroxidase oder einem Fluorochrom markiert sind. Die Empfindlichkeit der Methode lässt sich durch das Zytospin-Verfahren erhöhen, bei dem die virushaltige Probe auf den Zellrasen zentrifugiert wird.

Als Ursache für das Versagen der Virusanzucht kommen u. a. ein nicht adäquates Zellkulturspektrum, die zu späte Materialentnahme, ungekühlte Lagerung und Transport der Proben sowie zu lange Transportwege in Frage.

Bedeutung hat die Virusisolierung vor allem für die Identifizierung und Charakterisierung zirkulierender Influenzavirus-Stämme, eine Aufgabe, die im Rahmen des europäischen Netzwerkes European Influenza

Surveillance Scheme (EISS) von den Nationalen Referenzzentren (NRZ) und der Arbeitsgemeinschaft Influenza (AGI) wahrgenommen wird.

3.3 Virusantigennachweis

Die Schnelldiagnostik der Influenza kann durch den Nachweis viraler Antigene mittels IFT (Immunfluoreszenztest) oder ELISA (Enzyme-linked Immuno Sorbent Assay) erfolgen. Mit diesen Tests werden zwar nur durchschnittlich 50–80% der Empfindlichkeit der Virusanzucht erreicht, sie sind aber innerhalb weniger Stunden durchzuführen, so dass ein Ergebnis noch am selben Tag vorliegt.

Eine wichtige Voraussetzung für den IFT ist das Vorhandensein von intakten Flimmerepithelzellen in der Materialprobe, da die Lokalisierung der Antigene im Zytoplasma und/oder Kern zur Beurteilung der Spezifität der Fluoreszenz erforderlich ist. Es muss daher frisches Untersuchungsmaterial verarbeitet werden.

Mit ELISA-Testen werden freie Viren oder virale Antigene nachgewiesen. Sie erfordern keine intakten Zellen, so dass längere Transportzeiten toleriert werden können und auch eingefrorenes Material untersucht werden kann [1]. Die verschiedenen kommerziell erhältlichen ELISA arbeiten mit Antiseren gegen hochkonservierte Antigene, um sicherzustellen, dass auch durch die Antigendrift veränderte Virusstämme erfasst werden.

Gegenwärtig werden Schnellteste erprobt, die in der ärztlichen Praxis innerhalb von 15 Minuten durchführbar sind. Sie beruhen auf dem Nachweis der viralen Nukleoproteine in Nasen- oder Rachensekret. Ein Nachteil dieser Tests besteht darin, dass sie über mehrere Stufen laufen, bei denen bestimmte Zeiten eingehalten werden müssen. Hierdurch wird das Personal in niedergelassenen Praxen zusätzlich gebunden.

3.4 Nukleinsäureamplifikation

In spezialisierten Laboratorien werden zur Diagnostik respiratorischer Virusinfektionen in zunehmendem Maße Nukleinsäureamplifikations-Techniken wie die Polymerasekettenreaktion (PCR = Polymerase Chain Reaction) eingesetzt bzw. erprobt. Bei Influenzaviren muss der eigentlichen Amplifizierung die Umschreibung der viralen RNA in DNA mittels reverser Transkriptase (RT-PCR) vorgeschaltet werden. Typenspezifische Primer aus hochkonservierten Genomsequenzen stellen sicher, dass auch Driftvarianten erfasst werden. Bei entsprechender Wahl der Primer ist die Typisierung und Subtypisierung der Viren möglich [6].

Die RT-PCR ist hochsensitiv und liefert innerhalb von 24 Stunden ein Ergebnis. Sie wird u.a. zur Abklärung seltener Organmanifestationen der Influenza, z.B. der influenzaassoziierten Enzephalopathie, eingesetzt [2]. Da auch formalinfixiertes Sektionsmaterial mit dieser Methode bearbeitet werden kann, ist selbst eine retrospektive Diagnose noch möglich [5].

Ein sehr effektives Verfahren zur mikrobiologischen Diagnostik akuter respiratorischer Infektionen zeichnet sich in der sogenannten Multiplex Reversen-Transkriptions-PCR (Multiplex RT-PCR) ab, bei der spezifische Primer für unterschiedliche Infektionserreger zusammen eingesetzt werden. Damit lassen sich in *einem* Testansatz verschiedene Erreger respiratorischer Erkrankungen nachweisen. In einer kürzlich publizierten Studie wurde gezeigt, dass mit der Multiplex RT-PCR neben den wichtigsten respiratorischen Viren wie Influenzavirus A und B, RS-Virus, Parainfluenzavirus Typ 1 und Typ 3, Adenoviren und Enteroviren auch die bakteriellen Erreger *Mycoplasma pneumoniae* und *Chlamydia trachomatis* zuverlässig erfasst werden [3].

Die PCR ist zwar noch keine Routinemethode, in Anbetracht der schnellen Entwicklung auf dem Gebiet der molekularen Diagnostik ist jedoch damit zu rechnen, dass demnächst Testkits zum Nachweis respiratorischer Viren kommerziell verfügbar sind, mit denen eine breite Erregerpalette erfasst werden kann.

Im Beitrag von Heckler (S. 40) wird der neue, auf der Light Cycler-Technologie basierende PCR-Schnelltest, der den Influenzabefund innerhalb von 30 – 60 Minuten liefert, näher vorgestellt.

3.5 Serologische Diagnostik

Die Labordiagnostik der Influenza erfolgt routinemäßig über den Nachweis spezifischer Antikörper. Das klassische Verfahren für die Serodiagnostik ist die Untersuchung von zwei im Abstand von 10 – 14 Tagen entnommenen Serumproben aus der Frühphase der Erkrankung und aus der Rekonvaleszenz zur Erfassung einer Serokonversion bzw. eines mehr als 4fachen Anstiegs (oder Abfalls) des Antikörpertiters. Die Titerbestimmung kann mit den konventionellen Tests wie Komplementbindungsreaktion (KBR) oder Hämagglutinationshemmtest (HHT) erfolgen (Tab. 3.**1**). Für die Routinediagnostik eignet sich die KBR mit kommerziellen Antigenen, die aufgrund ihres Anteils an Nukleoprotein eine Typenspezifität gewährleisten. Die KBR hat jedoch nur eine geringe Sensitivität und erlaubt keine Aussage über die Immunität des Patienten. Die mit dieser Methode nachgewiesenen Antikörpertiter fallen innerhalb von 6 Monaten auf sehr niedrige Werte ab, die dann häufig nicht mehr

Tab. 3.**1**   Serologische Nachweismethoden bei Influenza

Methode	Antigene	Serumprobe	diagnostische Relevanz
KBR	typenspezifische Nukleoproteine	Serumpaare	typenspezifische Antikörper, Titeranstieg zeigt akute Infektion an, Antikörper persistieren ca. 6 Monate, hoher Einzeltiter gibt Hinweis auf frische Infektion, bei Kleinkindern weniger empfindlich
HHT	Hämagglutinin	Serumpaare Einzelserum	subtypenspezifische Antikörper, Titeranstieg zeigt akute Infektion an, Feststellung der Immunitätslage
ELISA	typenspezifische Nukleoproteine	Einzelserum	typenspezifische Antikörper IgG, IgM, IgA

bestimmbar sind. Ein hoher KBR-Antikörpertiter in einer Einzelprobe kann daher als Hinweis auf eine kürzlich abgelaufene Influenza gewertet werden.

Der HHT, der auf der Fähigkeit des Influenzavirus A und B beruht, Erythrozyten zu agglutinieren, ist empfindlicher und spezifischer als die KBR. Hämagglutinationshemmende Antikörper zeigen die Immunität gegenüber einer Infektion mit dem homologen Influenzavirus an, wobei Hemmtiter von 1 : 40 als protektiv gelten [7]. Der HHT ist technisch schwierig durchführbar, da im Serum vorhandene unspezifische Inhibitoren die Hämagglutination hemmen können.

Empfindlicher und einfacher durchführbar als KBR und HHT sind die ELISA-Teste, die von verschiedenen Herstellern angeboten werden. Sie ermöglichen außerdem die Bestimmung der Immunglobulin-Subklassen IgG, IgM und IgA. Werden IgM- und/oder IgA-Antikörper nachgewiesen, kann von einer akuten Infektion ausgegangen werden. In diesen Fällen wird nur eine Serumprobe zur Diagnosestellung benötigt. Bei einer auf dem IgM-Nachweis beruhenden Diagnostik muss jedoch bedacht werden, dass IgM in der Regel nur bei der Primärinfektion auftritt und nicht bei Reinfektionen mit einem anderen Virusstamm, wie z.B. bei Infektionen mit Varianten eines Influenza-Subtyps. Auch IgA-Antikörper werden nicht regelmäßig gebildet, so dass nach wie vor die Untersuchung von Serumpaaren die zuverlässigste Methode der Serodiagnostik ist.

Tab. 3.**2** Virologische Diagnostik der Influenza

Methode	Dauer der Untersuchung	Besonderheiten
Virusanzucht	3 – 7 Tage	vorrangig zur epidemiologischen Überwachung, an Viruslabor gebunden, Referenzmethode für Schnelltests
PCR	24 h	hohe Sensitivität und Spezifität, an Viruslabor gebunden
Direkter Immun-fluoreszenztest (IFT)	2 – 3 h	erfahrenes Personal erforderlich, Sensitivität 50 – 60 %
Immunocapture-Enzymimmunoassay (ELISA)	2 – 3 h	relativ einfach durchführbar, Sensitivität 50 – 80 %
Optical Immunoassay FLUO OIA™	20 min	erfasst Influenza A und B, einfach durchführbar, als Schnelltest für Therapieentscheidungen geeignet, Sensitivität ca. 80 %
Membran-Immuno-sorbent-Test Directigen™ Flu A	15 min	erfasst nur Influenza A, einfach durchführbar, Sensitivität 60 – 80 %
Serologische Tests	1 – 3 h	zur Bestimmung der Immunitäts-lage und zur retrospektiven Diagnose

Tabelle 3.**2** enthält eine Gesamtübersicht der virologischen Diagnostik bei Influenza.

3.6 Abgrenzung von anderen respiratorischen Virusinfektionen

Akute Erkrankungen des Respirationstraktes, die mit einer influenza-ähnlichen Symptomatik einhergehen können, werden durch Viren aus den Familien der Adeno-, Corona-, Paramyxo- und Picornaviridae verursacht (Tab. 3.**3**). Bei Kindern werden am häufigsten RS-Viren und Parainfluenzaviren nachgewiesen, während bei Erwachsenen Rhino- und Coronaviren im Vordergrund stehen (Abb. 3.**3**).

Tab. 3.**3** Viren als Erreger respiratorischer Erkrankungen

Familie	Genus	Subtyp/Typ
Orthomyxoviridae	Influenzavirus	Influenzavirus A, B, C
Paramyxoviridae	Parainfluenzavirus Pneumovirus	Parainfluenzavirus 1 – 4 Respiratory Syncytial Virus (RSV)
Picornaviridae	Rhinovirus Enterovirus	Rhinovirus 1 B-100 Coxsackievirus A7, A9, A10, A21, A24 (insgesamt 23 Typen) Coxsackievirus B1, B2, B4, B5 (insgesamt 6 Typen) Echovirus A9, E11 (insgesamt 32 Typen)
Coronaviridae	Coronavirus	Coronavirus 229E, OC43
Adenoviridae	Mastadenovirus	Adenovirus 1 – 5, 7, 14, 21 (insgesamt 47 Typen)

Literatur

[1] Chomel JJ, Thouvenot D, Onno M, Kaiser C, Gourreau JM, Aymard M: Rapid diagnosis of influenza infection of NP antigen using an immunocapture ELISA test. J Virol Methods 1989, 25: 81 – 91

[2] Fujimoto S, Kobayashi M, Uemura O, Iwasa M, Ando T, Katoh T, Nakamura C, Maki N, Togari H, Wada Y: PCR on cerebrospinal fluid to show influenza-associated acute encephalopathy or encephalitis. Lancet 1998, 352: 873 – 875

[3] Grondahl B, Puppe W, Hoppe A, Kuhne I, Weigl JA, Schmitt HJ: Rapid identification of nine microorganisms causing acute respiratory tract infections by single-tube multiplex reverse transcription-PCR: feasibility study. J Clin Microbiol 1999, 37: 1 – 7

[4] Lange W, Vogel GE, Uphoff H: Influenza. Virologie, Epidemiologie, Klinik, Therapie und Prophylaxe. Blackwell Wissenschafts-Verlag, Berlin, Wien, 1999

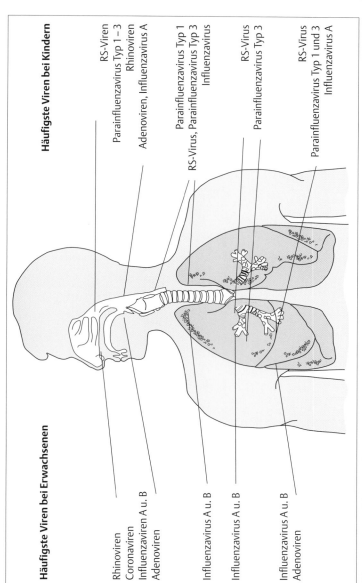

Häufigste Viren bei Kindern

RS-Viren
Parainfluenzavirus Typ 1 – 3
Rhinoviren
Adenoviren, Influenzavirus A

Parainfluenzavirus Typ 1
RS-Virus, Parainfluenzavirus Typ 3
Influenzavirus

RS-Virus
Parainfluenzavirus Typ 3

RS-Virus
Parainfluenzavirus Typ 1 und 3
Influenzavirus A

Häufigste Viren bei Erwachsenen

Rhinoviren
Coronaviren
Influenzaviren A u. B
Adenoviren

Influenzavirus A u. B

Influenzavirus A u. B

Influenzavirus A u. B
Adenoviren

Abb. 3.**3**   Virusinfektionen des Respirationstraktes

5 Reid AH, Fanning TG, Hultin JV, Taubenberger JK: Origin and evolution of the 1918 "Spanish" influenza virus hemagglutinin gene. Proc Natl Acad Sci USA 1999, 96, 4: 1651 – 1656

6 Stockton J, Eilis JS, Saville M, Clewley JP, Zambon MC: Multiplex PCR for typing and subtyping influenza and respiratory syncytial viruses. J Clin Microbiol 1998, 36: 2990 – 2995

7 Süß J: Influenza. Gustav Fischer, Jena 1987

8 Ziegler T, Hall H, Sanchez-Fauquier A, Gamble WC, Cox NJ: Type- and subtype-specific detection of influenza viruses in clinical specimens by rapid culture assay. J Clin Microbiol 1995, 33: 318 – 321

4 Sentinelsystem der Arbeitsgemeinschaft Influenza

Helmut Uphoff

In unseren Breiten ist die Influenza eine saisonale Erkrankung, die innerhalb eines relativ kurzen Zeitraumes von 6–8 Winterwochen auftritt. Im Laufe einer Influenzawelle kann ein beträchtlicher Teil der Bevölkerung erkranken. Neben der Influenza kommen gleichzeitig viele verschiedene andere viral und auch bakteriell verursachte ARE vor, die der Arzt anhand der klinischen Symptome nicht sicher unterscheiden kann. Diese Erkrankungen sind eine Domäne zum einen der Selbstmedikation und zum anderen der ambulanten medizinischen Primärversorgung. Daher setzen weltweit auch alle Beobachtungssysteme bei den primärversorgenden Strukturen, den Praxen der niedergelassenen Ärzte, in erster Linie der Allgemeinärzte, an.

4.1 Netzwerk von 600 Arztpraxen

Die Arbeitsgemeinschaft Influenza (AGI) wurde 1992 mit dem Ziel gegründet, die Verbreitung und Auswirkungen der Influenza zu beobachten. Kernstück der Surveillance ist ein Netz von Arztpraxen, das die AGI von 1992–1995 aufgebaut hat. Nach Angabe des amerikanischen Center of Disease Control (CDC) ist eine Influenza-Surveillance zuverlässig möglich, wenn 0,5 % der Bevölkerung überwacht wird. Das Netzwerk der AGI umfasst 600 Arztpraxen, was etwa 1 % der niedergelassenen Praxen und damit auch etwa 1 % der Bevölkerung entspricht.

Da die Mitarbeit bei der AGI freiwillig ist, kommt zwar keine streng repräsentative bevölkerungsbezogene Verteilung zustande, die Sentinelpraxen (sentinel = vorgeschobener Wachposten) sind aber in allen Regionen so verteilt, dass auch regionale Erkrankungswellen frühzeitig erkannt werden.

Der Bogen der AGI zur Erfassung von akuten respiratorischen Erkrankungen – akute Pharyngitis, akute Bronchitis, Pneumonie mit oder ohne Fieber (im folgenden als ARE bezeichnet) – konzentriert sich auf das Wesentliche, um den Arbeitsaufwand der beteiligten Praxen in Grenzen zu halten (Abb. 4.1). Das Auftreten von ARE wird in fünf Altersgruppen registriert. Als Indikator für die Schwere der Erkrankungen

Bemerkungen/Besondere Vorkommnisse:

Symptomdefinition der akuten respiratorischen Erkrankungen:

– akute Pharyngitis
– akute Bronchitis } mit oder ohne Fieber
– Pneumonie

Stempel:

Erfassungsbogen

Programm zum frühzeitigen Erkennen von Influenza-Epidemien
Erfassung von **akuten respiratorischen Erkrankungen (ARE)** in der Woche vom _____ bis _____

akute respiratorische Erkrankungen (ARE)

Lebens-alter in Jahren	Samstag	Sonntag	Montag	Dienstag	Mittwoch	Donners-tag	Freitag
0–4							
5–15							
16–34							
35–60							
>60							

ARE-bedingte

	Arbeits-/Schul-unfähigkeit	Hospitali-sierung	Todes-fälle
	0–4	0–4	0–4
	5–15	5–15	5–15
	16–34	16–34	16–34
	35–60	35–60	35–60
	>60	>60	>60

Praxiskontakte

	Samstag	Sonntag	Montag	Dienstag	Mittwoch	Donners-tag	Freitag

ARBEITSGEMEINSCHAFT INFLUENZA

Bitte tragen Sie die Zahl der **NEUERKRANKUNGEN der Patienten mit akuten respiratorischen Symptomen** unabhängig von der Ätiologie in die Kästchen ein. Die Patienten in der Praxis und die Patienten bei Hausbesuchen sollen erfaßt werden. Melden Sie die in einer Woche aufgetretenen Fälle immer freitags nach Praxisschluss an die Zentrale der AGI weiter. Bei Unklarheiten rufen Sie dort bitte an: Telefon 0 64 21/293–20.

Fax-Nr. der AGI-Zentrale: 0 64 21/25 73 0 oder 0 64 21/229 10.

werden Arbeits- oder Schulunfähigkeit bzw. Erkrankungen, die häusliche Pflege erfordern, sowie Hospitalisierungen und Todesfälle aufgrund von ARE erfasst. Etwa 10 % der Sentinelpraxen schicken Abstriche zur virologischen Untersuchung an die Nationalen Referenzzentren (NRZ) für Influenza und andere Labors.

Die AGI arbeitet eng mit dem Öffentlichen Gesundheitsdienst, dem Robert-Koch-Institut, den NRZ (siehe Beitrag von Heckler, S. 34–41), vielen anderen Labors, Hygieneinstituten und Landesuntersuchungsämtern zusammen. Da Influenza ein internationales Problem ist, kooperiert die AGI u. a. auch mit dem European Influenza Surveillance Scheme (EISS), einer gemeinsamen Datenbank von sieben europäischen Ländern, und mit der WHO.

Die AGI stellt den mitarbeitenden Praxen und Instituten, dem Öffentlichen Gesundheitsdienst, den Medien und der interessierten Öffentlichkeit ihre gesammelten und zentral ausgewerteten Informationen wöchentlich im Internet (http://www.kilian.de/agi/), über T-online (*agi#), per Fax oder auf dem Postweg zur Verfügung.

4.2   Konzept der Basiskurve

Da es neben der Influenza noch eine Reihe anderer ARE gibt, die einen Teil der vom Sentinelsystem beobachteten Morbidität ausmachen, hat die AGI das Konzept der Basiskurve erarbeitet, um die Influenzaaktivität separat zu bestimmen: Mit Hilfe der gesammelten Erfahrungen lässt sich die Zeitspanne der Influenzasaison relativ genau bestimmen. Indem man diese Zeitspanne aus der Kurve der gemeldeten ARE ausschneidet, kann man aus den übrigen Wochenwerten eine sogenannte Basiskurve bilden, die Jahr für Jahr erstaunlich stabil bleibt.

Betrachtet man die Basiskurve, geschieht jedes Jahr in etwa dasselbe: Die Basiskurve fällt zu Beginn der Beobachtungsphase etwa in der 40. Woche ab, da das Ende der ersten Erkältungswelle meist Ende September/Anfang Oktober noch in die Beobachtungsphase fällt. Im November bleibt die ARE-Morbidität auf einem niedrigen Niveau. Der Anteil der ARE steigt dann allmählich an und verursacht regelmäßig um die Weihnachtszeit einen scheinbaren Peak. Dieser Ausschlag kommt jedoch dadurch zustande, dass zur Weihnachtszeit die Praxiskontakte insgesamt stark zurückgehen und nur die akut Erkrankten, z. B. mit einer ARE, zum Arzt gehen. Anfang Januar geht der Anteil der ARE in der Basiskurve zunächst zurück (Nachholbedarf der chronisch

---

Abb. 4.**1**   Erfassungsbogen der AGI

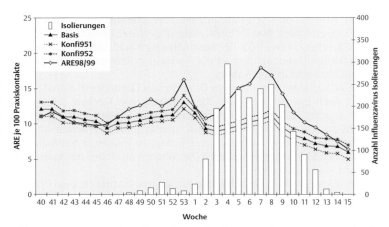

Abb. 4.**2**   ARE je 100 Praxiskontakte und Influenza-Isolierungen im Beobachtungszeitraum 1998/99. Basiskurve mit Konfidenzintervall: Das Blaue ist die Erwartungs- oder Basislinie und die gepunkteten Linien sind die 95%-Konfidenzintervalle.

Kranken, die nun häufiger zum Arzt gehen?), steigt zum Februar hin noch einmal leicht an und normalisiert sich dann im Frühjahr (Abb. 4.**2**).

Seit dem Beginn der AGI-Surveillance wurde das 95%-Konfidenzintervall dieser Basiskurve außerhalb der Influenzaphase erst zweimal deutlich überschritten. Das Laborberichtssystem des RKI belegt, dass zu diesen Zeiten deutlich mehr Adenoviren, Parainfluenzaviren und Mykoplasmen kursierten als normalerweise. Auch im Dezember 1998 gab es einen ungewöhnlichen Ausschlag der Basiskurve, der vermutlich auf einer besonders starken RSV-Aktivität beruhte. Folgerichtig trugen vor allem Kleinkinder und Jugendliche zu diesem deutlichen Morbiditätsanstieg Ende 1998 bei.

Die Influenzaaktivität ergibt sich, wenn man während der typischen Influenzasaison die Werte der mehrjährigen Basiskurve von den tatsächlichen ARE-Inzidenzen subtrahiert.

4.3   Beobachtungssaison 1998/99

Nach ersten sporadischen Nachweisen ab Mitte November 1998 führte die Influenza erst ab Anfang Januar 1999 zu einem deutlichen Morbiditätsanstieg. Wie immer zu Beginn einer typischen Influenzawelle schnellte die Zahl der ARE empor und erreichte etwa Mitte Februar ihren Höchstwert. Die Influenzawelle des Winters 1998/99 hatte mit etwa 10 Wochen eine relativ lange Dauer. Sie begann mit einem Schwerpunkt im Süden und Südwesten Deutschlands und verlagerte sich dann mehr nach Norden und Osten, wobei die Morbidität im Süden und Westen insgesamt stärker ausgeprägt war.

Wenn man die Anzahl der ARE in den verschiedenen Altersgruppen während der Influenzawelle von Anfang Januar bis Mitte März betrachtet, wird deutlich, dass die über 60-jährigen Patienten nur einen kleineren Anteil stellen. Das entspricht der Erfahrung früherer Jahre. Im Vergleich zu früheren Jahren ist der unspektakulär erscheinende Anstieg der ARE bei den über 60-jährigen während der Influenzawelle 1999 sogar relativ deutlich. Die Masse der ARE findet jedoch in den jüngeren Altersgruppen statt.

Schulkinder (die 5–15-jährigen in Abb. 4.3) spielen eine wichtige Rolle bei der Influenzaverbreitung. Diese Altersgruppe reagiert oft – wie auch in der Saison 1998/99 – zuerst mit einem Morbiditätsanstieg und erreicht hohe Morbiditätsraten.

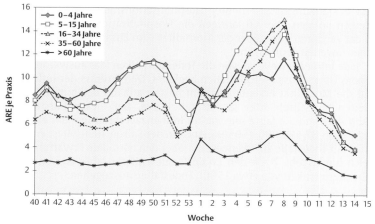

Abb. 4.3 Durchschnittliche Zahl der ARE je Praxis nach Altersgruppen.

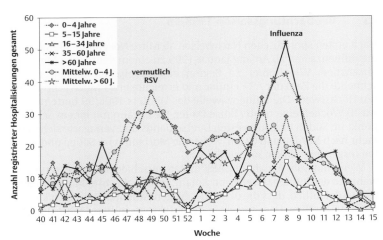

Abb. 4.**4**   Registrierte Hospitalisierungen aufgrund ARE nach Altersgruppen 1998/99.

Neben der Morbidität melden die Sentinelpraxen auch die Zahl der Hospitalisierungen infolge von ARE (Abb. 4.**4**). Dies sind seltene Ereignisse in einer primärversorgenden Arztpraxis, daher ist die Streuung der Daten hoch. Während bei den Kleinkindern neben Influenza auch RSV-Erkrankungen zu erhöhten Hospitalisationsraten führen können, steigen bei den über 60-jährigen die Hospitalisationen – wie immer leicht verzögert gegenüber der Morbidität – im Zusammenhang mit Influenzawellen deutlich an.

Jede Influenzawelle ist, wie die Todesstatistiken klar ausweisen, von einem Überschuss an Todesfällen begleitet. Den Einfluss der Influenza auf die Mortalität erkennt man am besten anhand der mit Hilfe des gleitenden Mittelwertes geglätteten Kurve. Bei dieser Darstellung (Abb. 4.**5**) sind die Jahre mit starker Influenzaverbreitung klar ersichtlich: 1986/87, 1989/90, 1995/96. Auch in der Saison 1998/99 ist ein Anstieg der Todesfälle zu erkennen, der über den normalen Erwartungsbereich hinausgeht. Nach den Erfahrungen früherer Jahre ist von einer Übersterblichkeit von etwa 15 000 Todesfällen auszugehen.

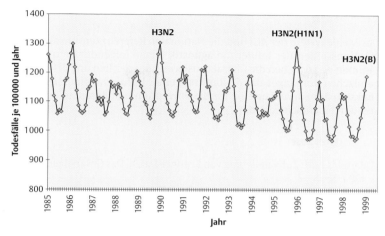

Abb. 4.5 Gleitender Mittelwert der Todesfälle je 100 000 und Jahr von 1985 – 1999.

Die Saison 1998/1999 – eine mittelschwere Epidemie

Die Daten zum Winterhalbjahr 1998/99 weisen auf eine ausgeprägte, lang anhaltende Influenzawelle mit Schwerpunkt im Süden und Westen Deutschlands hin. Von der 3. bis 12. KW 1999 führte die Influenzaaktivität zu einer deutlich erhöhten Morbidität in allen Altersgruppen. Bundesweit wurden während der Influenzawelle geschätzt:
– 7 – 8 Mio. zusätzliche Arztkontakte,
– 4,5 – 5 Mio. Arbeitsunfähigkeiten,
– mehr als 25 000 zusätzliche Hospitalisierungen.

Die vorläufigen Zahlen der Todesursachenstatistik weisen hin auf
– mehr als 15 000 influenzaassoziierte Todesfälle.

Damit erreichte die Influenzawelle 1998/99 zwar nicht ganz das Ausmaß des „Grippejahres" 1995/96, überstieg aber die Auswirkungen der meisten AGI-Beobachtungsjahre seit 1992.

4.4   Fazit

Das Meldesystem der AGI und die Nationalen Referenzzentren als Koordinationsstellen der Influenzadiagnostik (siehe folgender Beitrag) zusammen ermöglichen die Charakterisierung des zeitlich und örtlich dynamischen Vorganges der Ausbreitung einer Influenzaepidemie. Diese Funktion der Surveillance ist für die Prävention und Bereitstellung von Ressourcen entscheidend.

Literatur

1 Bartelds AIM: Zur Validierung von Sentinel-Daten. Das Gesundheitswesen 1993, 55: 3–7

2 Bartelds, AIM, Fracheboud J, Van der Zee J: The Dutch sentinel practice network; relevance for public health policy. Studies from the continous morbidity registration in The Netherlands. Utrecht: Netherlands Institute of Primary Health Care (NIVEL), 1989

3 Costagliola D: When is the epidemic warning cut-off point exceeded? Europ J Epidemiol 1994, 10: 475–477

4 Fleming DM, Ayres JG: Diagnosis and patterns of incidence of influenza, influenza-like illness and the common cold in general practice. J R Coll Gen Pract 1988, 38: 159–162

5 Fleming DM, Cohen JM: Experience of European collaboration in influenza surveillance in the winter of 1993–1994. J Publ Health Med 1996, 18: 133–142

6 Lange W, Uphoff H, Rasch G: Influenza 1995/96 – Ergebnisse zweier deutscher Überwachungssysteme. Bundesgesundheitsblatt 1996, 370–376

7 Lange W, Rasch G, Uphoff H: Surveillance of influenza in Germany: results of a sentinel and laboratory reporting system. In: Options for the Control of Influenza III, Elsevier Science B.V., 1996, 65–70

8 Monto A: Zanamivir Studies in the treatment of influenza: pooled efficacy analysis: 21th International Congress of Chemotherapy, Birmingham 1999

9 Nicholson KG (Ed): Textbook of influenza. Blackwell Science, 1998

10 Snacken R, Lion J, van Casteren V et al.: Five years of sentinel surveillance of acute respiratory infections (1985–1990): The benefits of an influenza early warning system. Eur J Epidemiol 1992, 8: 485–490

11 Snacken R, Bensadon M, Strauss A: The CARE Telematic Network for the Surveillance of Influenza in Europe. Methods of Information Medicine 1995, 34: 518–522

12 Szecsenyi J, Uphoff H, Brede HD: Influenza surveillance: experience from establishing a sentinel surveillance system in Germany. J Epid Comm Health 1995, 49: 9–13

[13] Uphoff H: The European Influenza Surveillance Scheme. First Experiences with an Internet Application. Geomed 97, Proceedings of the International Workshop on Geomedical Systems, Rostock, Germany, Sept. 97, B.G. Teubner, Stuttgart, Leipzig, 1998, 171 – 182

[14] Uphoff H, Heckler R, Schweiger B: Betrachtungen zur Durchseuchung und beobachteten Aktivität bei Influenza B. Bundesgesundheitsblatt 1998, 469 – 473

[15] Uphoff H: A study of reasons for an increase in acute respiratory tract infections reported by influenza sentinel practices in Germany. J Epid Comm Health 1998, 1: 43 – 45

[16] Zambon MC et al.: Comparison of Virus Culture, RT-PCR and Serology in the Diagnosis of Influenza. Poster presentation at: 21st International Congress of Chemotherapy, Birmingham 1999

5 # 5 Influenza-Überwachung aus der Sicht der Nationalen Referenzzentren

Rolf Heckler

Die Influenza-Überwachung in Deutschland wird von den beiden Nationalen Referenzzentren für Influenza (NRZ) im Niedersächsischen Landesgesundheitsamt und im Robert-Koch-Institut (RKI) Berlin in Zusammenarbeit mit der Arbeitsgemeinschaft Influenza (AGI) in Marburg ausgeübt. Neben der Überwachungstätigkeit erfüllen die Referenzzentren auch Referenzaufgaben, wie z. B. die Entwicklung und Verbesserung von Testsystemen, sowie epidemiologische Aufgaben, wie z. B. die Erfassung von virologisch nachgewiesenen Erkrankungs- und Sterbefällen, die statistische Auswertung der Daten und die Messung der Populationsimmunität gegen spezielle Virusvarianten (Tab. 5.**1**).

Die NRZ arbeiten mit der AGI seit deren Gründung 1992 zusammen. Die AGI erfasst in ihrem Sentinelsystem von über 600 Arztpraxen Daten über das Auftreten von ARE in Deutschland. Etwa 5 % der Ärzte aus diesem System senden regelmäßig Rachenabstriche zur Untersuchung in verschiedene Laboratorien, u. a. auch in die NRZ. Alle aus diesen Proben angezüchteten Influenzavirus-Isolate werden in den NRZ feintypisiert, katalogisiert und zum Teil sequenziert. Dabei arbeiten die Referenzzentren mit internationalen Organisationen wie der Weltgesundheitsorganisation (WHO) und den europäischen nationalen Referenzzentren zusammen.

5.1 Die Influenzasaison 1998/99 aus der Sicht der NRZ

Aus der Perspektive der Virusisolate erstreckte sich die Influenzasaison 1998/99 über 20 Wochen von der 48. Kalenderwoche (KW) 1998 bis zur 15. KW 1999. Schon im Oktober 1998 stieg die Morbidität an ARE leicht an. Diese Erkrankungswelle, die bis in den Dezember reichte, beruhte vor allem auf Infektionen mit Mykoplasmen und Adenoviren. Auch in den Nachbarländern wurden Mykoplasmeninfektionen gehäuft nachgewiesen. Im Dezember bis zur Jahreswende 1998/99 stiegen die Erkrankungszahlen nochmals an. Neben anderen respiratorischen Erregern wurden vor allem RSV-Infektionen nachgewiesen, die zu dieser Zeit des Jahres typisch sind. Die ersten Isolate von Influenza-A-Viren

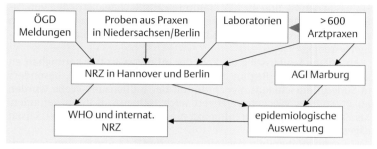

Abb. 5.**1**   Influenza-Surveillance-System in Deutschland

Tab. 5.**1**   Die Aufgaben eines NRZ

1. Diagnostik der Influenza	Entwicklung und Verbesserung von Methoden zur Diagnostik
2. Feintypisierung der Influenza-Isolate	Bestimmung der aktuellen Subtypen und Varianten, Erkennen von neuen Subtypen und Varianten
3. Verbesserung diagnostischer Verfahren	Methodenvergleich, Evaluierung von neuen Methoden
4. Beratung anderer Laboratorien zur Influenzadiagnostik	Beratung und Anbieten von Kursen z. B. für die Virusanzucht
5. Epidemiologische Analyse und Berichterstattung	Einschätzung des Ausmaßes einer Influenzawelle, Auswertung von Sterbestatistiken, Korrelation von epidemiologischen Daten aus der Surveillance mit den Virusisolaten, Herausgeben von wöchentlichen Informationen zur Influenzasituation (FLU-Info)
6. Zusammenarbeit mit Referenzlabors und WHO	Charakteristische und auffällige Isolate werden an das WHO-Labor in London gesandt, dort Überprüfung der Befunde, evtl. Sequenzierung. Die WHO gibt zweimal jährlich (Februar und September) Empfehlungen zur Zusammensetzung des neuen Impfstoffs.

(H3N2) in der 48. und 49. KW stammten aus Rachenabstrichen von Patienten aus Baden-Württemberg und Bayern. Der Nachweis der ersten Isolate korrelierte mit einem mäßigen Anstieg der Morbidität der Sentinelsysteme.

Ab Anfang Januar stieg die Zahl der Influenza-Isolate sprunghaft an und markierte den Beginn einer kräftigen Influenzawelle, besonders im Süden Deutschlands. Synchron mit der Influenza-A-Welle wurden um etwa zwei Wochen verzögert auch Influenza-B-Viren gefunden. Das Zahlenverhältnis von Influenza A zu B betrug während der Saison insgesamt etwa 2 : 1.

Ein erster Höhepunkt der Influenzaaktivität (A und B), von dem besonders der Süden Deutschlands betroffen war, zeichnete sich in der 4.–5. KW 1999 ab. In einer zweiten Erkrankungswelle wurden Influenzaviren dann in der 7.–9. KW verstärkt im Norden und Osten der Bundesrepublik gefunden.

5.2   Die Virusisolate der Saison 1998/99

In der Saison 1998/99 wurden insgesamt 2106 Virusisolate gezählt – 1411 Influenza A und 695 Influenza B –, die aus eigener Anzüchtung in den NRZ und von einsendenden Laboratorien stammten. In der Feintypisierung nach Influenzavarianten wurden die isolierten Influenza-A(H3N2)-Viren als „Sydney/5/97-like" charakterisiert. Diese Variante war erstmalig im Mai 1997 in Australien nachgewiesen worden. Influenzaviren, die dem Sydney-Stamm ähneln, wurden im Herbst 97 in asiatischen und amerikanischen Ländern gefunden (Kanada im September, USA im Oktober). In Europa setzten sich die Sydney-Viren im Januar 1998 gegen den damals verbreiteten Stamm A/Wuhan/359/95(H3N2) durch und dominieren seitdem auch bei uns in der Bundesrepublik.

In dieser Saison unterschieden sich die bei uns gefundenen Isolate nicht wesentlich von denen aus anderen europäischen Ländern. Durch Sequenzanalysen im WHO Collaborating Center, London, wurden Abweichungen in der Hämagglutinin-Sequenz festgestellt, die aber sehr heterogen und nicht gravierend waren, so dass sich bis zur Deklaration der neuen Impfstoffzusammensetzung im Februar keine neue dominierende Variante herausgebildet hatte. Einige im März und April isolierte H3N2-Viren wiesen eine verminderte Reaktion mit den Referenzseren im Hämagglutinationshemmtest (HHT) auf, was als Hinweis auf eine stattgefundene Drift zu bewerten ist.

Schon ab der 50. KW 1998 wurde der Influenzavirus Typ B parallel mit Typ A gefunden. Im Vergleich mit A(H3N2)-Viren ist die Drift zu veränderten Varianten bei Influenza-B-Viren sehr schwach ausgeprägt. Die meisten isolierten Influenza-B-Viren reagierten im HHT gut mit den Antiseren gegen B/Beijing/184/93 und B/Harbin/7/94, den aktuellen Referenzseren, die sich wenig voneinander unterscheiden. Einige der Influenza-B-Viren zeigten leicht reduzierte Titer gegen B/Beijing/184/93-Antiserum, aber alle zum Schluss der Saison getesteten Isolate waren antigenetisch eng mit B/Yamanashi/166/98 verwandt, der neuen, für Impfstoffe vorgeschlagenen Komponente der Saison 1999/2000.

5.3   Ausmaß der Epidemie 1998/99

Im Winter 1998/99 wurden im Vergleich zu anderen Jahren sehr viele Influenzaviren durch PCR und Zellkultur nachgewiesen und isoliert (Abb. 5.**2**). Da die absolute Zahl der Virusnachweise von der Zahl der Einsendungen an alle beteiligten Laboratorien abhängt, diese Zahl für Deutschland aber nicht bekannt ist, sagt die Anzahl der Virusnachweise nichts über das Ausmaß der Influenzawelle aus.

Um eine gewisse Normierung einzuführen, hat das NRZ wöchentlich die Positivenquoten erhoben, d. h. die Anzahl der Influenzanachweise in den NRZ wurde in Relation zu den Rachenabstrich-Einsendungen in die NRZ gesetzt (Abb. 5.**3**). Diese Positivenrate erreichte in der 2. – 3. und in der 7. – 10. KW 1999 Werte um 30 % und damit etwa die doppelten Werte des Vorjahres. Diese Methode eignet sich gut, um die Peaks der Influenzawelle zu erfassen.

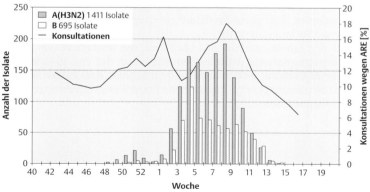

Abb. 5.2 Influenza-Isolate 1998/99 gesamt aus den NRZ und anderen Laboratorien

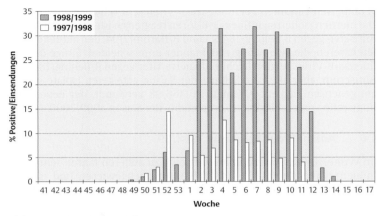

Abb. 5.**3** Positivenrate Influenzavirus

Noch aussagekräftiger hinsichtlich des Ausmaßes einer Influenza-welle ist die Positivenrate, wenn man das Kollektiv der Einsender be-schränkt und relativ konstant hält. In Abb. 5.**4** sind die Positivenraten der letzten Jahre aus den Einsendungen der AGI an das NRZ Hannover dargestellt. Die Influenzaepidemie 1995/96 war bundesweit verhältnis-mäßig stark ausgeprägt. Die über die gesamte Saison gemittelte Positi-venrate jener Saison betrug 13,5%. Mit Werten unter 10% fallen die Ra-ten in den beiden Folgejahren vergleichsweise niedrig aus. In der Epide-mie 1998/99 erreichte die Positivenrate einen Wert über 23%, was da-rauf hindeutet, dass diese Epidemie zu einer Morbidität geführt hat, welche die Vorjahre übertrifft.

Nach den Erhebungen der AGI blieb zwar die Morbidität *zum Höhe-punkt der Influenzawelle* 1998/99 deutlich hinter der von 1995/96 zu-rück. Die AGI kommt jedoch auch zu dem Schluss, dass in den beiden Influenzawellen insgesamt ähnlich hohe Erkrankungszahlen angenom-men werden müssen.

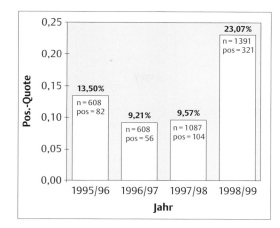

Abb. 5.**4** Influenza-Positivenquote 1995 – 1999 aus Einsendungen der Surveillance – Niedersächsisches Landesgesundheitsamt (NLGA) Hannover

5.4 Untersuchungsgang im NRZ

Beim Nachweis einer Influenza gibt es generell zwei verschiedene Aspekte:
1. Das NRZ ist vor allem am schnellen Erkennen neuer Subtypen und Varianten des Influenzavirus interessiert.
2. Der Arzt möchte so schnell wie möglich einen Befund haben.

Leider sind zwei verschiedene Untersuchungsverfahren nötig, um beiden Interessen zu genügen:
1. Zum Nachweis verschiedener Subtypen und Varianten ist die Anzüchtung bzw. Isolierung der Influenzaviren erforderlich.
2. Zur schnellen Befundermittlung wird ein Schnelltest mit Hilfe der Polymerasekettenreaktion (PCR) benötigt (Abb. 5.**5**).

Die Anzüchtung der Influenzaviren und auch die Grundlagen der Nukleinsäureamplifikations-Techniken, zu denen die PCR gehört, werden im Beitrag von Wutzler (S. 15 – 24) erläutert.

Zum Verständnis des neuen PCR-Schnelltests werden hier die vier Schritte einer PCR kurz rekapituliert:
1. Probenaufarbeitung, Extraktion der Nukleinsäuren
2. Da Influenzaviren RNA-Viren sind, muss aus der RNA eine cDNA synthetisiert werden.
3. Ein kleines Segment der cDNA wird durch die PCR millionenfach vervielfältigt.

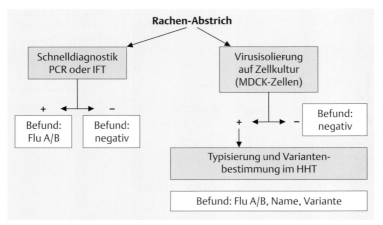

Abb. 5.**5**   Untersuchungsgang im NRZ

4. Diese gleichförmigen, kurzen DNA-Produkte müssen mittels Gel-elektrophorese oder Sondenhybridisierung nachgewiesen werden.

Der Zeitaufwand für eine herkömmliche PCR betrug je nach Methode 1 – 2 Tage. Durch die neue Light Cycler-Technologie (Abb. 5.**6**) ist die bisher recht aufwendige und langwierige PCR zur Schnellmethode geworden, die bereits nach 30 – 60 Minuten ein Ergebnis liefert. Die gesamte Reaktion, einschließlich der Detektion der PCR-Produkte, kann nun in einem einzigen Arbeitsgang durchgeführt werden, ohne die Reaktionsgefäße öffnen zu müssen. Dadurch wird die Kontaminationsgefahr drastisch reduziert.

Der Influenza-Schnelltest mittels PCR ermöglicht es, dem einsendenden Arzt schon am Tag des Probeneingangs einen Befund zurückzugeben. Trotz der Schnelligkeit ist diese Methode extrem empfindlich und spezifisch und kann als diagnostischer Durchbruch bei der Influenza gelten. Dieses Testverfahren ist allerdings noch nicht zur breiten Anwendung entwickelt und nur in wenigen Speziallaboratorien möglich. Die Kosten liegen derzeit (Okt. 1999) bei etwa 80 DM.

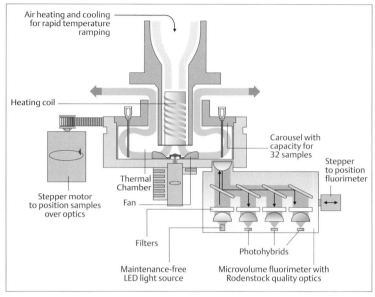

Abb. 5.**6**   Schematischer Aufbau des Light Cyclers: Heizsystem, Optisches System zur Messung der Reaktion (Roche Diagnostics)

Der günstigste Zeitpunkt für den Nachweis des Influenzavirus im Rachenabstrich ist für die Praxis von großem Interesse: Am Ende der Inkubationszeit, wenn die ersten Symptome einsetzen, ist das Virus kaum nachweisbar. Am 1. Tag mit Grippebeschwerden kann es nur selten nachgewiesen werden. Am 2. Tag ist die Wahrscheinlichkeit viel größer. Die gute Nachweisbarkeit hält über 2 – 3 Tage an und fällt dann abrupt wieder ab. In Einzelfällen gelingt der Virusnachweis aber auch nach 8 oder 9 Tagen noch.

6 Klinik der Influenza

Georg Vogel

Jede unserer Erkenntnisse beruht auf den Empfindungen.

(Leonardo da Vinci)

Das *Krankheitsbild* der Influenza hat, wie die Titelseite dieses Buches zeigt, auch Künstler angerührt. Edvard Munch, der bekannte norwegische Maler des Symbolismus und Expressionismus, der immer wieder Bilder des Leidens, Krankseins und des Todes gemalt hat, erkrankte in der verheerenden Pandemie des Nachkriegswinters 1918/19 selbst an der „Spanischen Grippe". Dieses Krankheitserlebnis hat ihn so nachhaltig beeindruckt, dass es in sein künstlerisches Werk übergegangen ist. Der äußere Augenschein des Grippekranken, der den Künstler zur Auswahl und Umsetzung dieses Themas bewog, hat auch für den Arzt bei der Ausübung seiner *ärztlichen Kunst* eine diagnostische Bedeutung. Die Physiognomie des Influenzakranken, die dem erfahrenen Diagnostiker auch einen Hinweis auf die Bedrohlichkeit der individuellen Erkrankung geben kann, soll daher einen Schwerpunkt dieses Beitrages bilden.

6.1 Bedrohlich auch für junge Patienten

Eine Influenza ist nie eine banale, sondern immer eine bedrohliche Erkrankung. Der Arzt darf Influenzapatienten nie aus der Ferne diagnostizieren oder aus den Augen verlieren. Nicht wenige Patienten, die sich superinfiziert haben, und bei denen nicht das Richtige geschehen ist, sind verstorben. Die Bedrohlichkeit der Influenza zeigen die folgenden drei fatalen Verläufe bei jungen Patienten:

Einen 33-jährigen Mann befiel am 11. Januar 1999 ein allgemeines Unwohlsein, am 13. Januar traten ausgeprägte „Grippesymptome" auf. Er stellte sich im Heimatkrankenhaus vor, wo nach der stationären Aufnahme zunächst „keine richtungweisenden Befunde" erhoben wurden. Am 15. Januar wurde er wegen unklarer Verschlimmerung seines Zustandes in die Universitätsklinik verlegt und am selben Abend noch intubiert. Das Röntgenbild am 16. Januar zeigte eine schwere Pneumonie mit pulmonaler Insuffizienz. Am 17. Januar verstarb der Patient trotz Sauerstoffbeatmung an einer nachgewiesenen Influenza-A-Infektion mit sekundärer *Staphylococcus-aureus*-Pneumonie und Multiorganversagen.

Tragisch endete auch die Influenza einer ungeimpften 20-jährigen Zahnarzthelferin, die am 7. Januar 1999 plötzlich mit Husten und Schweißausbrüchen erkrankte. Ihr Hausarzt entließ sie mit der Aufforderung, sich bei akuter Verschlechterung sofort und sonst nach 3 Tagen wieder vorzustellen. Trotz niedrigem Blutdruck, Atemnot und Fieber von 40 °C erfolgte kein weiterer Arztbesuch. Am Sonntag, dem 10. Januar, wurde die junge Frau von ihrer Mutter tot im Bett aufgefunden. Die Obduktion ergab eine hämorrhagische Schädigung der Bronchialschleimhaut bis in die Peripherie, eine schwerste sekundäre Pneumonie mit Staphylokkoken-Nachweis sowie Durchblutungsstörungen in Herz, Leber und Nieren.

In diesen beiden Fällen mit tödlichem Ausgang waren die ersten 2 – 3 Tage nach der vollen Ausprägung der Symptomatik entscheidend. Da das Influenzavirus in besonderen Fällen ein foudroyantes Geschehen mit primärer hämorrhagischer Pneumonie, Verbrauchskoagulopathie und Multiorganversagen auslösen kann, ist das Hauptprinzip der Betreuung von Influenzapatienten die FRÜHZEITIGKEIT. Die Diagnose muss frühzeitig klar sein. Sich anbahnende Komplikationen müssen frühzeitig erkannt werden. Die Therapie – mit Neuraminidase-Hemmern – muss möglichst frühzeitig eingeleitet werden.

Besonders gefährdet durch die Influenza sind – auch junge – Patienten mit vorbestehenden Erkrankungen. Ein 41-jähriger Patient, bei dem in der Praxis des Autors eineinhalb Jahre zuvor ein Aortenvitium diagnostiziert worden war, nahm nicht an empfohlenen Kontrolluntersuchungen teil und ließ sich auch nicht gegen Influenza impfen. Bei einem Kurzbesuch in der Ukraine infizierte er sich mit Influenza-A-Virus und kam schon krank zurück (1. Februar 1999). Er erhielt sogleich ein Antibiotikum, während er immer wieder erbrechen musste und das Fieber auf 41 °C stieg (2. Februar). In diesem Zustand kam er in die Praxis des Autors. Die Leukozyten lagen bei 23 000. Die ARE-Diagnostik ergab den Verdacht auf eine Peribronchitis durch Superinfektion mit *Staphylococcus aureus*. Daraufhin erhielt der Patient ein Chinolon der 3. Generation, das bei Superinfektionen der Influenza erfahrungsgemäß zuverlässig wirkt (3. Februar). Am nächsten Tag waren die Leukozyten auf 13 000 und die Körpertemperatur auf 38 °C gefallen. Dem Patienten ging es subjektiv besser (4. Februar). Wegen des Verdachtes auf eine Endokarditis wurde er ins Deutsche Herzzentrum überwiesen. Dort wurde die Antibiotikatherapie des Patienten umgestellt. Am folgenden Tag erlebte er einen neuen Fieberanstieg mit Schüttelfrost und zunehmender klinischer Verschlechterung. Die vorgeschlagene akute Klappenrevision verweigerte der Patient zunächst (8. Februar), ließ sich dann aber wegen akuter Verschlechterung doch umstimmen und wurde mit fortgeschrittener bakterieller Endokarditis notfallmäßig operiert (10. Februar). Der Herzchirurg fand intraoperativ neben einer akuten Endokarditis der Aortenklappe und Mitralklappe mehrere intrakardiale Abszesse vor, die zum kardiogenen Schock mit Multiorganversagen führten. Der Patient starb am 11. Februar.

6.2   Klinisches Bild der Influenza (Patienten von etwa 10 – 60 Jahren)

Der Influenzapatient wird plötzlich krank aus vollem Wohlbefinden und kann sich oft noch an die genaue Uhrzeit erinnern, wann es anfing. Unwohlsein, Appetitlosigkeit und Abgeschlagenheit, Fiebrigkeit, Frösteln (kein regelrechter Schüttelfrost wie bei einer bakteriellen Sepsis), generalisierte bis frontale Kopfschmerzen, Schwindelgefühl sowie Muskel- und Gelenkschmerzen prägen zunächst das klinische Bild. Ausgeprägte Myalgien im Rücken durch einen verstärkten Tonus des M. erector spinae können eine Nierenkolik oder einen akuten Bandscheibenschaden vortäuschen. Die respiratorischen Symptome setzen oft etwas verzögert nach den Allgemeinsymptomen ein: Der Husten ist zu Beginn meistens trocken und unproduktiv. Schnupfen, Halsschmerzen oder Heiserkeit sind oft vorhanden. Manchmal stehen auch bei Erwachsenen gastrointestinale Beschwerden wie Übelkeit, Erbrechen, Bauchschmerzen und Durchfall, die bei vielen Kindern mit Influenza beobachtet werden, am Beginn der Erkrankung. In einer großen Metaanalyse wurden Husten, Unwohlsein oder Abgeschlagenheit, Fiebrigkeit und vor allem der unvermittelte Krankheitsbeginn („Sudden onset") als besonders häufige und charakteristische Influenzasymptome ermittelt (Abb. 6.1).

Das Fieber bei Influenza kann schnell über 39 °C ansteigen und hält bei unkompliziertem Verlauf etwa 3 – 4 Tage lang an. Es ist durch den Begriff der „Kontinua" gekennzeichnet, denn es bleibt fast ohne Tagesschwankungen gleichmäßig hoch. Während des Fiebers besteht nicht die übliche Tachykardie, sondern eine relative Bradykardie, wie man sie sonst nur beim Typhus antrifft.

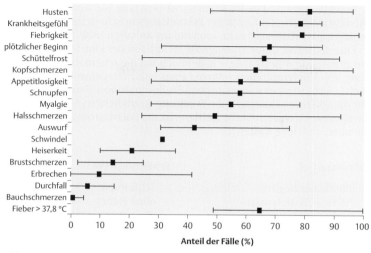

Abb. 6.**1**   Häufige Symptome der Influenza (Nicholson 1992)

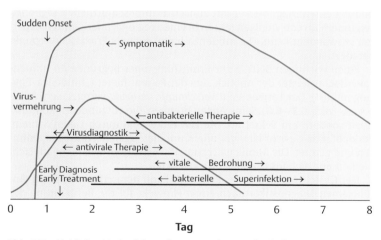

Abb. 6.**2**   Zeitlicher Verlauf der Influenza – Chancen für frühzeitige Diagnostik und Therapie

Beschwerden sind in der Regel 6–10 Tage lang vorhanden. Bei manchen Patienten besteht nach der Erkrankung ein Schwächegefühl; diese „postgrippale Asthenie" kann monatelang anhalten (Abb. 6.**2**).

Eine definitive Influenzadiagnose ist anhand der klinischen Symptome allein nicht 100%ig möglich, dennoch hat die schematische Anwendung von Leitsymptomen *während einer Influenzaepidemie* (siehe dazu auch S. 82 f.) zu einer diagnostischen Trefferquote von über 70% geführt. Für die Differentialdiagnose zu Erkältungskrankheiten (ARE, die durch harmlosere Viren verursacht werden), ist die Polarisierung der Symptome nützlich (siehe Kasten).

Influenza-Pol	Erkältungs-Pol
– plötzlicher Beginn	– Schnupfen
– Fieber > 38 °C, Frösteln	– ohne Fieber
– starke Gliederschmerzen	– ohne ausgeprägtes
– Kopfschmerzen	Krankheitsgefühl
– ausgeprägtes Krankheitsgefühl	

Aus Studien, z. B. zur Diagnose der Schlafapnoe, ist bekannt, dass der Faktor ärztliche Erfahrung plus spezielles Interesse plus gezielte Fortbildung einen Diagnostiker mit zunächst durchschnittlichen Ergebnissen innerhalb von wenigen Jahren in einen regional anerkannten Experten verwandeln kann. Die Influenza bietet sich als Praxisschwerpunkt geradezu an.

Einen wichtigen Beitrag zur Ermittlung eines begründeten Influenzaverdachts leistet der Anblick, den der Patient bietet („Influenza-Physiognomie"). Der Patient sieht *verschnupft, verheult, verrotzt, verschwollen* aus (Abb. 6.**3**–6.**6**). Seine Augen brennen, die entzündeten Konjunktiven sondern ein Sekret ab. Die Lidränder sind durch zähen Schleim verklebt. Das Gesicht ist – vor allem um die Augen herum – aufgedunsen und gerötet. Die Mimik ist „erstarrt". Der Patient will nicht am Licht bleiben und sich ins Dunkle zurückziehen.

Der Gesichtsausdruck des Patienten kann dem erfahrenen und einfühlsamen Diagnostiker auch einen Hinweis auf die Befürchtung des Patienten geben. Die Vorahnung einer drohend bevorstehenden (imminenten) schweren Erkrankung – ein nicht messbarer Parameter – steht vielen Influenzapatienten ins Gesicht geschrieben.

Das hier beschriebene Vollbild der Erkrankung kann auch bei Jugendlichen, jungen Erwachsenen und Patienten im mittleren Lebensalter in abgeschwächter, undeutlicher und oligosymptomatischer Form

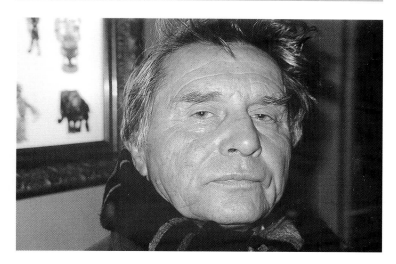

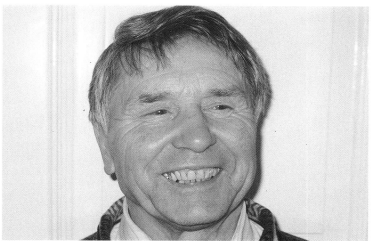

Abb. 6.**3**　Influenza-Physiognomie: Gegenüberstellung krank – gesund

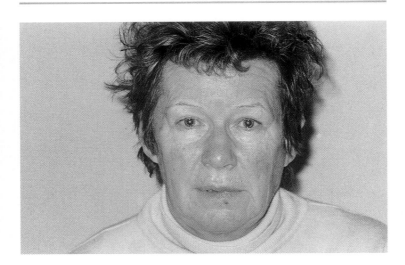

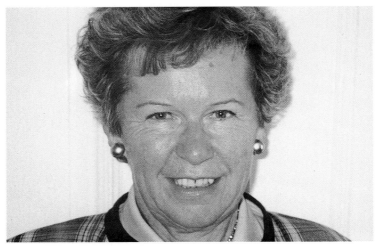

Abb. 6.**4**   Influenza-Physiognomie: Gegenüberstellung krank – gesund

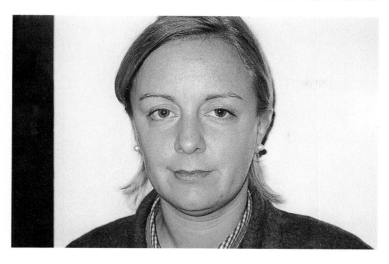

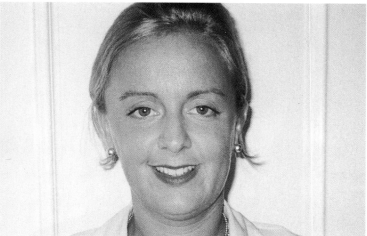

Abb. 6.**5**   Influenza-Physiognomie: Gegenüberstellung krank – gesund

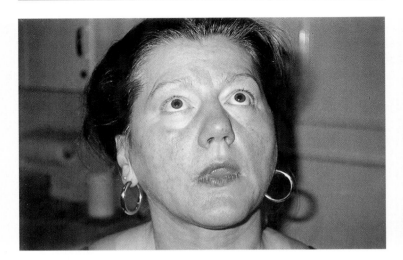

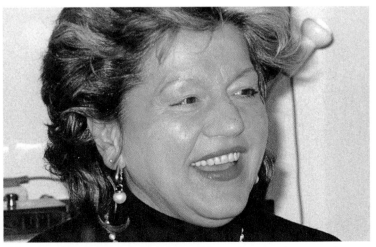

Abb. 6.**6**   Influenza-Physiognomie: Gegenüberstellung krank – gesund

auftreten. Dies ist bei älteren Menschen eher die Regel als die Ausnahme. Dies beruht u. a. darauf, dass sie schon mehrere Epidemien oder regelmäßige Impfungen hinter sich haben. Überhaupt unterscheidet sich die Klinik der Influenza in den verschiedenen Lebensaltern beträchtlich. Die Besonderheiten bei Kindern werden daher im Kapitel „Influenza bei Kindern" von Tympner (S. 73 – 81) und die Besonderheiten bei alten Menschen im Kapitel „Influenza in der Geriatrie" von Lange und Vogel (S. 100 – 108) erläutert.

6.3 Diagnostik bei Influenzaverdacht

Die weiterführende Diagnostik bei Influenzaverdacht dient vor allem dazu, einen ernsten Verlauf frühzeitig zu erkennen und Komplikationen möglichst zu verhindern. *Die Influenza ist nie eine Telefondiagnose. Der Arzt sieht jeden Patienten mit einer ARE und einem Influenzaverdacht persönlich!* Nach der Anamnese und dem klinischen Augenschein erfolgt die *tiefe Racheninspektion,* bei der oft eine blaurote, livide, rautenförmige Verfärbung der Rachenschleimhaut ohne Beläge, die „flammende Röte", zu beobachten ist. Bei Nahsicht kann man gestaute Kapillaren sehen. Diese Stase in der Mikrozirkulation wird wahrscheinlich durch Mediatoren ausgelöst, die bei der Zilienschädigung freigesetzt werden.

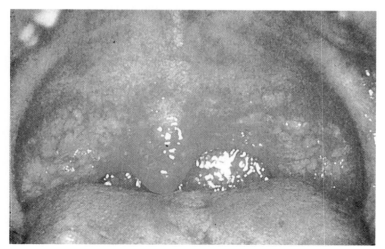

Abb. 6.7 Flammende Röte der Rachenschleimhaut

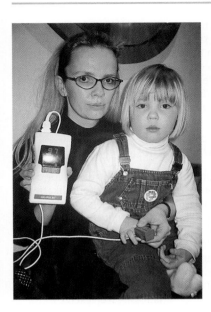

Abb. 6.**8**   Die Durchführung der Pulsoximetrie ist „kinderleicht"

Der Arzt inspiziert außerdem die Nase und die Ohren. Die Auskultation der Lunge dient bei Influenzaverdacht dem Ausschluss/Nachweis einer Bronchitis, Pneumonie (feuchte, feinblasige, ohrnahe, klingende Rasselgeräusche) oder Pleuritis (pleuritisches Reiben).

Die *Pulsoximetrie* mit Hilfe des Pulsoximeters (Abb. 6.**8**) ist eine einfache und unblutige Methode, um die Sauerstoffsättigung des Blutes und damit die pulmonale Situation des Patienten abzuschätzen. Die Fingerbeere des Patienten muss dazu lediglich an eine Kuppe des Gerätes angeschlossen werden. Anästhesisten verwenden solche Pulsoximeter zur Narkoseüberwachung. Die ermittelte kapilläre Sauerstoffsättigung gilt als relativ verlässlicher Parameter, der nur bei gleichzeitiger Anämie verfälscht wird. Mit Hilfe dieser einfachen Untersuchung kann der Arzt sich schnell über eine wichtige Dimension der Bedrohung seines Patienten orientieren. Wenn die Pulsoximetrie auf eine respiratorische Insuffizienz hinweist, schwebt der Patient immer in erhöhter Gefahr. Die Anschaffungskosten des Pulsoximeters liegen unter 1000 DM. Besonders in einer epidemischen Situation, wenn die Praxis von vielen Patienten frequentiert wird, gibt die schnelle und einfache Pulsoximetrie eine zusätzliche Sicherheit.

Tab. 6.1 Basislaborprogramm bei ARE

Untersuchung	Diagnostische Aussage
– BSG	Infektdiagnose
– Differentialblutbild	Differenzierung viral/bakteriell
– Serumeisen	Akuität des Verlaufes
– C-reaktives Protein	
– Fibrinogen	Akuität des Verlaufes
– Pulsoximetrie	

Bei jedem Patienten mit ARE wendet der Autor unverzüglich das in Tab. 6.1 genannte Basislaborprogramm an. Als Sentinelpraxis der AGI schickt er zudem einen Rachenabstrich an das NRZ. Dieses Schema – auch ohne Rachenabstrich – gibt dem behandelnden Arzt zusätzliche Sicherheit. Es ist ein wichtiges Element, um abschätzen zu können, ob der Patient schon eine Superinfektion hat und gegebenenfalls ein Antibiotikum benötigt. Angesichts der immer möglichen foudroyanten Entwicklung einer Influenza im Laufe der ersten 2 – 3 Tage der Erkrankung erscheinen die Kosten dieser Diagnostik – zumindest bei einem nicht normalen Verlauf – gerechtfertigt.

Die weitere Diagnostik muss im individuellen Fall natürlich die Vorerkrankungen/Risikofaktoren des Patienten und die vermuteten Komplikationen berücksichtigen. Die Diagnostik der häufigen pulmonalen Komplikationen wird im Beitrag „Influenza in der Pulmonologie" von Ehlers (S. 66 – 72) näher geschildert. Von besonderer Bedeutung im Thorax-Röntgenbild sind die typischen Tram tracks („Schienengleisphänomen") als erste Zeichen einer Peribronchitis, bevor es zur Pneumonie kommt (siehe Abb. 8.1, S. 68).

6.4 Komplikationen der Influenza

Nicht nur Risikopatienten (Tab. 6.2) sind von Influenzakomplikationen bedroht, diese können alle Patienten ereilen. Komplikationen im HNO-Bereich, wie z.B. eine Sinusitis (primär oder sekundär) oder eine Otitis media (primär oder sekundär) sind recht häufig, in den meisten Fällen aber nicht bedrohlich. Pulmonale Komplikationen sind ebenfalls häufig und durchaus auch bedrohlich. Der Beitrag von Ehlers (S. 66 – 72) handelt davon.

Kardiale Komplikationen können auch für junge Patienten ernste Folgen haben und lebensbedrohlich werden. Virusmyokarditiden wer-

Tab. 6.**2**   Risikogruppen für Influenzakomplikationen

Patienten mit
– chronischen Herzkrankheiten
– chronischen Lungenerkrankungen (Asthma, chronische Bronchitis und Emphysem)
– chronischer Niereninsuffizienz, Dialysepatienten
– Stoffwechselerkrankungen wie Diabetes mellitus
– Durchblutungsstörungen
– chronischer Anämie
– erworbenen oder angeborenen Immundefekten, z. B. unter immunsuppressiver Therapie mit Kortison, Zytostatika oder anderen Immunsuppressiva

den bei der Influenza häufig übersehen. Zu ihren klinischen Anzeichen gehören nach Kühl et al. (1998) körperliche Abgeschlagenheit, Herzklopfen und stechende oder brennende Schmerzen in der Herzgegend. Gelegentlich ist ein Reibegeräusch der Fibrin sezernierenden Perikardblätter zu hören. Auch ein nicht zum klinischen Gesamtbild passender dritter Herzton kann auf eine Herzbeteiligung hinweisen. Im weiteren Verlauf klagen die Patienten über anhaltende Herzrhythmusstörungen und eine verringerte körperliche Belastbarkeit. Häufig heilt die influenzabedingte Myokarditis oder Perikarditis spontan aus. Bei Nichtbeachtung kann es jedoch zu der gefürchteten dilatativen Kardiomyopathie kommen.

In diesem Zusammenhang muss die zentrale Bedeutung der Schonung (Bettruhe, Arbeitsunterbrechung) bei einer Influenza bzw. einer fieberhaften Erkrankung mit Influenzaverdacht betont werden. Tierärzte empfehlen beim Pferd pro Fiebertag eine Woche absolute Schonung und langsames Heranführen an die Belastung, Menschen dagegen werden meistens nach 8 Tagen wieder gesund geschrieben. Geradezu fatal kann es enden, wenn jemand das Fieber bei einer Influenza durch Sport „herausschwitzen" will. Hier gilt der Satz von Prof. Dr. Gerhard Uhlenbruck aus Köln: „Hast Du Fieber, lass das Laufen lieber!"

Auch Kardiomyopathien im Laufe einer Influenza werden häufig übersehen. Die Diagnose wäre jedoch wichtig, um den Patienten kardiologisch überwachen und ihn auf absolute Schonung verpflichten zu können. Myokardinfarkte kommen während Influenzaepidemien häufiger vor als sonst (Meier et al. 1998).

Tab. 6.**3** Komplikationen der Influenza (siehe zusätzlich auch Komplikationen im Kindesalter, S. 75 f.)

Komplikationen im HNO-Bereich
– primäre und sekundäre Sinusitis
– primäre und sekundäre Otitis media

Pulmonale Komplikationen
– eitrige Bronchitis
– primäre Pneumonie
– sekundäre Pneumonie
– bronchiale Hyperreagibilität
– Verschlimmerung vorbestehender Lungenerkrankungen

Kardiale Komplikationen
– Perikarditis
– Myokarditis
– Endokarditis
– Myokardinfarkt
– Kardiomegalie

Zentralnervöse Komplikationen
– Meningitis
– Enzephalitis
– Myelitis
– Guillain-Barré-Syndrom (Polyradikulitis)

Gastrointestinale Komplikationen
– Cholezystitis
– Appendizitis
– Divertikulitis
– Candidiasis des Gastrointestinaltraktes

Gastrointestinale Komplikationen wie Appendizitis, Cholezystitis, Divertikulitis und Candidiasis des Gastrointestinaltraktes (Tab. 6.**3**) treten zumeist zeitlich versetzt zur akuten Influenza auf und werden oft nicht mehr mit dem influenzabedingten Immundefekt in Zusammenhang gebracht. Während einer Influenzaepidemie sind Appendektomien häufiger als sonst.

Besonders anfällig für zentralnervöse Komplikationen sind immungeschwächte Patienten, denen eine jährliche Influenza-Schutzimpfung dringend zu raten ist.

6.4   Zanamivir bei jungen Patienten

In der Praxis des Autors wurden in der Saison 1998/99 exakt 34 Patienten mittels PCR-Test als influenzapositiv diagnostiziert (landesweit in Bayern nur 194). Bei sechs der positiven Patienten wurde im Rahmen eines Heilversuchs erstmalig der neue Neuraminidase-Inhibitor Zanamivir eingesetzt. Dieses Medikament wird als Aerosol inhaliert.

Eine der Patientinnen, bei der ein Heilversuch mit Zanamivir durchgeführt wurde, war eine 25-jährige Frau, die mit dem Auto aus Bremen nach München kam. Sie war unterwegs urplötzlich akut erkrankt und hatte die letzten 50 km schon nicht mehr selbst fahren können. Als sie in die Praxis kam, hatte sie 40 °C Fieber und sah *verrotzt, verheult und verschwollen* aus. Rechtsbasal waren Rasselgeräusche zu hören und bereits am ersten Tag auf dem Röntgenbild Tram tracks zu sehen. Nachdem die pulsoximetrisch bestimmte Sauerstoffsättigung abfiel, erhielt die Patientin noch am selben Abend die erste Zanamivir-Inhalation. Zur besseren Kontrolle blieb sie über Nacht in der Praxis. Schon nach 12 Stunden war das Fieber weg. Die Tram tracks bildeten sich nur mit Zanamivir und ohne Antibiotika zurück (Abb. 6.**9** und 6.**10**).

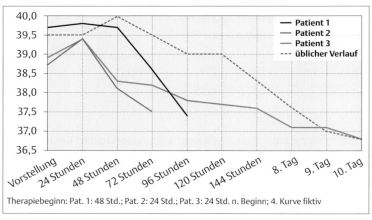

Therapiebeginn: Pat. 1: 48 Std.; Pat. 2: 24 Std.; Pat. 3: 24 Std. n. Beginn; 4. Kurve fiktiv

Abb. 6.**9**   Influenza unter Zanamivir-Therapie – Körpertemperatur (rektal)

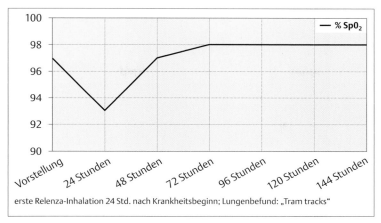

erste Relenza-Inhalation 24 Std. nach Krankheitsbeginn; Lungenbefund: „Tram tracks"

Abb. 6.**10**   Influenza unter Zanamivir-Therapie – Pulsoximetrie

Ein 49-jähriger, influenzapositiver Patient hatte Fieber, eine auffällige Tachykardie und ein retrosternales Brennen. Die diagnostizierte Perimyokarditis konnte unter EKG-Kontrolle mit Zanamivir eindrucksvoll behandelt werden (Abb. 6.**11**). Das Fieber des Patienten ging ohne Antibiotika innerhalb von Stunden zurück.

Die Anwendung des Neuraminidase-Hemmers bei älteren Patienten, u. a. bei einem 96jährigen, wird im Abschnitt „Influenza in der Geriatrie" (S. 100 – 108) vorgestellt.

6.5   Fazit

Die kommende Influenzasaison steht tatsächlich unter neuen Vorzeichen: Die Influenzadiagnose ist grundsätzlich schnell verfügbar, ebenso wie ein wirksames Therapeutikum. Ausreden nach dem Motto „man wusste ja nicht, dass es eine Influenza war" oder „man kann ja doch nichts dagegen unternehmen" sind nun nicht mehr möglich. Mit geschärftem klinischen Blick und einem Laborprogramm, das Sicherheit gibt, kann das Influenzarisiko stark reduziert werden. Es stimmt: Wenn alle gut informiert sind und adäquat handeln, braucht heute grundsätzlich niemand mehr an Influenza zu sterben!

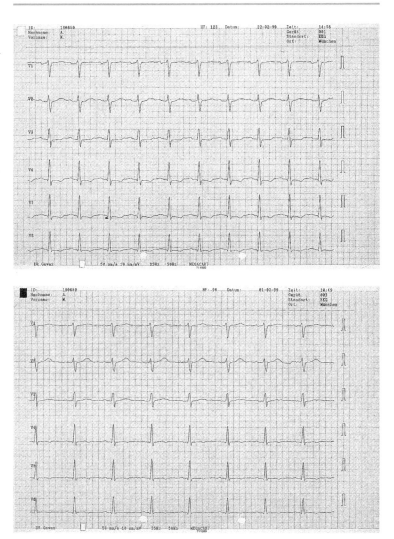

Abb. 6.**11**   EKG-Kontrolle der Perimyokarditis

Literatur

[1] Conolly AM, Salmin RL, Levy B, Williams DH: What are the complications of influenza and can they be prevented? Experience from the 1989 epidemic of H3N2 influenza A in general practice. Brit Med J 1993, 306: 1452 – 1454

[2] Kühl U, Pauschinger M, Schultheiß HP: Neue Konzepte zur Diagnostik der entzündlichen Herzmuskelerkrankung. Dtsch Med Wschr 1998, 122: 690 – 698

[3] Lange W, Vogel GE, Uphoff H: Influenza. Virologie, Epidemiologie, Klinik, Therapie und Prophylaxe. Blackwell Wissenschafts-Verlag, Berlin, Wien 1999

[4] Meier CR, Jick SS, Derby LE, Vasilakis C, Jick H: Acute respiratory-tract infections and risk of first-time acute myocardial infarction. Lancet 1998, 351: 1467 – 1471

[5] Nicholson KG: Clinical features of influenza. Semin Respir Infect 1992, 7: 26 – 37

[6] Vogel GE, Lange W: Antivirale Chemotherapie mit Neuraminidasehemmer. Der Hausarzt 1999, 13: 43

[7] Vogel GE, Lange W: Frühe Chemotherapie einer schweren Influenza A. Der Bay Int 1999, 19: 230 – 233

7 Gesundheitsökonomische Aspekte der Influenza

Thomas D. Szucs

„Was kostet das Leben?" Diese Lieblingsfrage der Medizinökonomen, die ein gewonnenes Lebensjahr unter Kostenaspekten bewerten und zwischen koronarer Herzerkrankung und Multipler Sklerose, Mammographie und Prostatascreening Vergleiche anstellen, lässt sich bei der Influenza noch nicht so einfach beantworten. Dennoch liegen auch zu dieser Erkrankung Berechnungen vor, die erkennen lassen, dass sie auch aus ökonomischer Sicht alles andere als belanglos oder „banal" ist.

7.1 Medizinische Kosten

Medizinische Kosten unterliegen bestimmten Einflussfaktoren, die patientenspezifisch (z.B. Alter, Vorerkrankungen), erkrankungsspezifisch (z.B. akut oder chronisch) oder behandlungsspezifisch (z.B. Nutzen und Risiken einer Behandlung) sind. Daneben gibt es Einflussfaktoren von Seiten der Versorgungsstruktur (z.B. fehlende Abrechnungsziffern für bestimmte Leistungen, besonders teure oder kostengünstige Leistungserbringung), die außerhalb des klinisch-therapeutischen, direkt patientenbezogenen Prozesses liegen. Auch epidemiologische und soziodemographische Faktoren werden wirksam. Summa summarum bestimmen letztlich alle diese Faktoren zusammen die medizinischen Kosten.

Ein zweiter Punkt ist wichtig, wenn es um medizinische Kosten geht. Man kann sie aus verschiedenen Perspektiven betrachten und berechnen: aus der Sicht des einzelnen Betroffenen, aus der seiner direkten Lebensgemeinschaft, aus der Perspektive des Leistungsträgers der Therapie (Betreuung, Rehabilitation), aus dem Blickwinkel der Krankenkasse, dem des Arbeitgebers oder dem der Gesellschaft. Bei gesellschaftlicher wie auch bei individueller Betrachtungsweise sind „Kosten" oft nur ein Surrogatparameter (Hilfsmittel) zur Abschätzung der Bürde oder des Schadens, z.B. durch entgangene volkswirtschaftliche Arbeitsleistung oder beeinträchtigte Lebensqualität.

Auch ein dritter Punkt ist wesentlich: Egal welche Krankheit man betrachtet, immer muss man klar zwischen direkten, indirekten und intangiblen Kosten unterscheiden. Die direkten Kosten sind die medizinischen Kosten im eigentlichen Sinne für Diagnostik und Therapie. Bei der Influenza sind das die Kosten für Medikamente, Laboruntersuchungen und Hospitalisationen. Die Pneumonie beispielsweise als eine wichtige Komplikation verursacht hohe direkte Kosten durch Hospitalisation. Die Qualität des Versorgungsprozesses beeinflusst die direkten Kosten. Der unzweckmäßige Einsatz von Antibiotika beispielsweise erhöht sie.

Bei den indirekten Kosten schlägt vor allem die Arbeitsunfähigkeit zu Buche, und zwar nicht nur die der Patienten, die selbst erkrankt sind und nicht zur Arbeit gehen können, sondern auch die der gesunden Erwachsenen (Alleinerziehende, beide Elternteile berufstätig), die zur Betreuung ihres grippekranken Kindes zu Hause bleiben müssen. Indirekte Kosten werden nur zum Teil von der Gesetzlichen Krankenversicherung (GKV) getragen, machen aber aus gesellschaftlicher Sicht den Löwenanteil der Gesundheitskosten aus. Was die behandelnden Ärzte an direkten Kosten verursachen, ist ökonomisch gesehen nur die Spitze des Eisberges. Wie bei anderen Erkrankungen mit teilweise unkompliziertem Verlauf, machen die indirekten Kosten auch bei der Influenza etwa 80–90% der Gesamtkosten aus.

Die intangiblen Kosten entstehen durch die Einschränkungen des Patienten, die sich nicht als indirekte Kosten erfassen lassen, z.B. durch verminderte Lebensqualität oder entgangene Freizeit. Im Prinzip handelt es sich dabei weniger um Kosten als um einen „negativen Nutzen".

7.2   Kosten der Influenza

Krankheitskosten zu berechnen oder zuverlässig abzuschätzen, ist oft schwierig. Das liegt vor allem daran, dass zu wenig Daten zur Verfügung stehen, um ein konsistentes Abbild der Wirklichkeit zu erstellen. Grundsätzlich gibt es zwei verschiedene Datenquellen, erstens die Daten, die aus den Krankenakten der primärversorgenden Strukturen zu gewinnen sind, und zweitens die zusammengefassten (aggregierten) Daten der Krankenversicherungen oder Gesundheitsstatistiken. Aus diesen beiden Datenquellen leiten sich die beiden Ansätze der Kostenanalyse ab. Der Medizinökonom, der seine Daten „von unten" auf der Ebene der Praxen gewinnt, führt eine sogenannte Bottom-up-Analyse durch, wer aggregierte Daten benutzt, macht eine Top-down-Analyse. Beide Methoden können zu verlässlichen Kostenschätzungen führen.

In einer Bottom-up-Analyse, durch Auswertung von Krankenakten auf Praxisebene, die mit Hilfe aggregierter Statistiken modelliert wurde, ergaben sich in Deutschland im Beobachtungszeitraum 1995/96

Tab. 7.**1**   Ökonomische Last der Influenza in Deutschland in 1996 (Szucs et al. 1999)

Kostenarten	Kosten (in Mio. DM)
Direkte Kosten	**896**
– Ambulante Betreuung	744
– Medikamente	93,5
– Krankenhausbehandlung	58,1
– Rehabilitation	0,14
Indirekte Kosten	**4422**
– Arbeitsausfall	4385
– Sterbegeld	34,4
– Leistungen wegen Erwerbsunfähigkeit	3,1
Gesamtkosten	**5318**

jährliche influenzabedingte Kosten von 1,77 Mrd. DM. Die direkten Kosten lagen deutlich unter 10 % (Szucs 1999). Diese Schätzung wird von dem Ergebnis einer Top-down-Analyse mit aggregierten Daten, die ebenfalls 1996 in Deutschland durchgeführt wurde (Szucs et al. 1999), weit überflügelt. Hierbei wurden direkte Kosten von 896 Mio. DM und indirekte Kosten von 4,42 Mrd. DM ermittelt. Tab. 7.**1** schlüsselt die für Deutschland ermittelten influenzabedingten jährlichen Gesamtkosten von 5,3 Mrd. DM auf.

Schätzungen der Krankenkassen, z. B. die Analyse der BKK, kommen auf Werte (z. B. 2,6 Mrd. DM jährlich), die zwischen den beiden Kostenschätzungen von 1,77 und 5,3 Mrd. DM liegen. Man kann mit hoher Wahrscheinlichkeit behaupten, dass die Jahreskosten der Influenza in Deutschland zwischen 2 und 5 Mrd. DM liegen. Schätzungen aus Frankreich (ca. 4,7 Mrd. DM) und Italien (ca. 2 Mrd. DM) für das Epidemiejahr 1989 liegen (bei geringerer Einwohnerzahl) in einer ähnlichen Größenordnung. Der Anteil der influenzabedingten Kosten an den gesamten Gesundheitskosten eines Landes dürfte sich zwischen 0,1 und 0,3 % bewegen. Aus volkswirtschaftlicher Sicht ist die Influenza demnach alles andere als belanglos.

7.3   Impfung spart Kosten

Eine der Methoden zur Senkung der Gesundheitskosten ist die Prävention, im Falle der Influenza also die Impfung. Viele Studien bei älteren Patienten, gesunden Erwachsenen und Schulkindern zeigen, dass die Impfung in allen Gruppen zu Nettoeinsparungen führt. Die Studie von

Nichol et al. (1993) an älteren Menschen ergab, dass die Hospitalisationsrate für Pneumonien und Influenza durch die Impfung um 48 % und 57 % abnahm, und dass auch die Klinikeinweisungen wegen Herzinsuffizienz um 37 % signifikant zurückgingen. Die Kosten des Klinikaufenthaltes in der geimpften Gruppe waren signifikant geringer als in der ungeimpften. Die jährlichen Einsparungen an direkten Kosten betrugen etwa 180 DM pro Impfling. Bei gesunden, im Erwerbsleben stehenden Erwachsenen ermittelten Nichol et al. (1995) jährliche Einsparungen von ca. 80 DM pro Impfung, die zu etwa 85 % indirekte Kosten betrafen. Bei den Geimpften ging die Zahl der oberen Atemwegserkrankungen um 25 %, die Zahl der Fehltage um 43 % und die Zahl der Arztbesuche um 46 % zurück. Fast dieselbe Einsparung errechneten Levy et al. (1992) während der Influenzaepidemie 1989/90 in Frankreich. Eine neue amerikanische Untersuchung ergab bei kollektiver Schulimpfung jährliche Einsparungen von ca. 60 DM pro Kind (White et al. [1999]).

7.4 Einsparungen durch wirksamere Therapie

Eine effektivere Therapie der Influenza, z. B. mit dem neuen Neuraminidase-Inhibitor, kann zu Einsparungen bei den direkten, den indirekten und den intangiblen Kosten führen. Im Bereich der direkten Kosten verringert eine wirksame Therapie die Zahl der Nachuntersuchungen, Hospitalisierungen und Antibiotikagaben. Im Bereich der indirekten Kosten kommt eine Einsparung zustande, weil der Patient wieder früher zur Arbeit gehen kann. Da die indirekten Kosten 80–90 % der Gesamtkosten ausmachen, ist dieser Effekt besonders interessant.

Studienresultate deuten auf eine mögliche Kostenreduktion durch den neuen antiviralen Wirkstoff hin (siehe auch S. 86–89): 262 Teilnehmer einer multizentrischen Phase-III-Studie mit nachgewiesener Influenza erhielten fünf Tage lang entweder 2 × täglich 10 mg Zanamivir oder Plazebo. Bei frühzeitiger Anwendung des Neuraminidase-Hemmers waren die Hauptsymptome (Fieber, Myalgie, Abgeschlagenheit, Husten) bereits nach 4 und in der Plazebogruppe nach 7 Tagen wesentlich gelindert (Hayden et al., 1997). 76 Jugendliche und erwachsene Risikopatienten, die ebenfalls fünf Tage lang 2 × täglich 10 mg Zanamivir oder Plazebo erhielten, erlebten unter der Therapie mit Zanamivir 70 % weniger Komplikationen, eine um 61 % geringere Antibiotikaanwendung und eine Verkürzung des Krankheitsverlaufes von 8 auf 5,5 Tage (The MIST Study Group, 1998).

Der Einfluss der neuen Therapie auf die intangiblen Kosten wurde ebenfalls untersucht. In einigen Verum- und Plazebogruppen der Phase-III-Studien mit Zanamivir wurde der Einfluss der Therapie auf die Le-

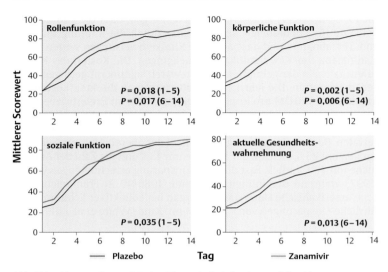

Abb. 7.1   Nutzen der antiviralen Therapie bei den intangiblen Kosten

bensqualität mit Hilfe des SF6 gemessen. SF6 ist ein breit validiertes generisches Instrument zur Messung der Lebensqualität mit den sechs Dimensionen aktuelle Gesundheitswahrnehmung, soziale Funktionsfähigkeit, Rollenfunktion, körperliche Funktion, Schmerzempfinden und psychische Beeinträchtigung. In vier der Dimensionen des SF6 zeigt der zeitliche Verlauf (Abb. 7.1) einen statistisch signifikanten Vorteil durch schnellere Wiederherstellung der Lebensqualität unter Zanamivir.

7.5   Fazit

Die Influenza ist auch aus ökonomischer Sicht eine bedeutende Erkrankung. Durch Impfung lässt sich ein Teil der Krankheitskosten einsparen. Die neue antivirale Therapie verkürzt die Krankheitsdauer signifikant, ermöglicht dadurch eventuell eine frühere Wiederaufnahme der Arbeit, erspart Komplikationen, Hospitalisationen und Antibiotika und stellt die Lebensqualität schneller wieder her. Die vorliegenden Daten sprechen für einen respektablen ökonomischen Nutzen der Neuraminidase-Hemmer.

Literatur

[1] Szucs TD, Schramm W: Die sozioökonomische Evaluation. Einführung in die Methodologie. Hämostaseologie 1994, 14: 84 – 99

[2] Nichol KL, Margolis KL, Wuorenma J, von Sternberg T: The efficacy and cost-effectiveness of vaccination against influenza among elderly persons living in the community. N Engl J Med 1994, 331: 778 – 784

[3] Levy E, Levy P: Influenza vaccination for an active population aged 25 – 64 years: a cost-benefit study. Revue d'Epidémiologie et de Santé Publique 1992, 40: 285 – 295

[4] Szucs TD: The socio-economic burden of influenza. J Antimicrob Chemother 1999, 44

[5] Szucs TD, Behrens M, Volmer T: Costs of influenza in Germany 1996 – A cost of illness study. Poster P2309, European Respiratory Society Annual Conference, Madrid 1999

[6] Nichol KL, Lind A, Margolis KL et al.: The effectiveness of vaccination against influenza in healthy working adults. N Engl J Med 1995, 333: 889 – 893

[7] Hayden FG, Albert DME, Osterhaus DVM, Treanor JJ, Fleming DM, Aoki FY, Nicholson KG, Bohnen AM, Hirst HM, Keene O, Wightman K: Efficacy and safety of the neuraminidase inhibitor zanamivir in the treatment of influenzavirus infections. N Engl J Med 1997, 337: 874 – 880

[8] The MIST Study Group: Randomised trial of efficacy and safety of inhaled zanamivir in treatment of influenza A and B virus infections. Lancet 1998, 352: 1877 – 1881

[9] White T, Lavoie S, Nettleman MD: Potential cost savings attributable to influenza vaccination of scholl aged schildren. Pediatrics 1999; 103: 73

8   **Influenza in der Pulmonologie**

Martin Ehlers

Influenza ist eine akute Atemwegserkrankung mit Allgemeinsymptomen, die durch eine Infektion mit Influenzaviren verursacht wird. Bezogen auf die Morbidität und Mortalität der erwachsenen Bevölkerung stellt die Influenza den wichtigsten viralen Infekt des Respirationstraktes dar. Die Ursache für die herausragende Bedeutung der Influenza liegt neben ihrer Fähigkeit, Epi- und Pandemien auszulösen, in ihrer Eigenschaft, insbesondere pulmonale Komplikationen zu erzeugen bzw. vorbestehende chronische pulmonale Erkrankungen zu verschlimmern.

Pathogenetisch beginnt die Influenza mit der Infektion des respiratorischen Epithels durch Influenzaviren, die als infektiöses Aerosol inhaliert wurden. Die Viren befallen besonders die zilientragenden Zylinderepithelzellen, aber auch schleimbildende Becherzellen, Alveolarzellen und Makrophagen. Die infizierten Zellen degenerieren, werden nekrotisch und desquamieren. Bronchoskopisch ist die Influenza als ubiquitäre Entzündung des Respirationstraktes mit flammender Rötung der Schleimhaut gekennzeichnet.

Der Schweregrad pulmonaler Manifestationen der Influenza kann von folgenloser Abheilung bis zum foudroyanten Verlauf mit letalem Ausgang reichen. Doch auch bei anscheinend unkompliziertem Verlauf können bei fast allen Patienten Einschränkungen verschiedener Lungenfunktionsparameter gemessen werden, die auf eine Erkrankung der kleinen Atemwege hinweisen. Bei gut zwei Drittel der Patienten wird zudem eine gesteigerte bronchiale Reagibilität festgestellt. Diese Veränderungen bleiben bis mehrere Wochen nach der Erkrankung nachweisbar.

8.1   Eitrige Bronchitis und Pneumonien

Zu den pulmonalen Komplikationen der Influenza beim Erwachsenen gehören die akute eitrige Bronchitis, die Pneumonie (primär viral, sekundär bakteriell, gemischt viral/bakteriell) und die Induktion einer transienten (permanenten?) bronchialen Hyperreagibilität. Als seltene

Tab. 8.**1** Pulmonale Komplikationen

– eitrige Bronchitis
– Pneumonie
    – primär viral
    – sekundär bakteriell
    – gemischt viral/bakteriell
– transiente/permanente bronchiale Hyperreagibilität
– Verschlimmerung bestehender Lungenerkrankungen (siehe Tab. 8.**3**)
– seltene Komplikationen (Fallberichte, siehe Text)

Komplikationen, die in Case Reports dokumentiert wurden, sind außerdem die Bronchiolitis obliterans organizing pneumonia (BOOP), fibrosierende Lungenveränderungen bis hin zur Usual Interstitial Pneumonitis (UIP) und die pulmonale Aspergillose zu nennen (Tab. 8.**1**).

Die *eitrige Bronchitis* ist die häufigste pulmonale Komplikation. Bei der Influenza-A-Epidemie 1989 in Wales hatten 19 % aller Patienten eine eitrige Bronchitis. Leitsymptom ist Husten mit verfärbtem Auswurf. Die Patienten sind im Allgemeinen fieberfrei und haben allenfalls eine geringe Allgemeinsymptomatik.

Bei der *Pneumonie* werden die primäre Influenzavirus-Pneumonie, die sekundäre bakterielle Pneumonie und die gemischt viral/bakterielle Pneumonie unterschieden. Die Angaben zur Häufigkeit einer Pneumonie bei Influenza schwanken in den Veröffentlichungen der letzten Jahre zwischen 2 und 38 %.

Der Anteil der *primären Pneumonie,* die durch Influenzaviren ohne bakterielle Superinfektion verursacht wird, an den influenzabedingten Pneumonien wird mit etwa 20 % beziffert. Der betroffene Patient entwickelt direkt im Verlauf der Influenza eine zunehmende pulmonale Symptomatik mit verstärktem Husten und meist nur spärlichem, oft aber auch blutigem Auswurf, mit Atemnot, Tachypnoe und eventuell einer Zyanose. Die primäre Pneumonie tritt zum einen als seltene, aber gefürchtete *hämorrhagische Pneumonie* auf, die einen foudroyanten Verlauf mit oft letalem Ausgang hat (siehe auch S. 42 f.). Innerhalb weniger Tage entwickelt der Patient eine zunehmende respiratorische Insuffizienz, die meist beatmungspflichtig wird. Diese Form der Pneumonie ist pathogenetisch Ausdruck der primär alveolären Schädigung mit konsekutiver hämorrhagischer Sekretion in den Alveolarraum. Der radiologische Befund entspricht dem eines Lungenödems.

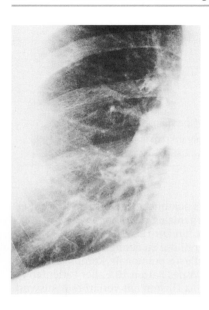

Abb. 8.**1**   Streifen- und Netzzeichnung (Tram tracks bzw.
„Schienengleisphänomen")
im Thorax-Röntgenbild

Weit häufiger ist die zweite Form, die *interstitielle Pneumonie,* bei der
sich die entzündlichen Läsionen besonders im Bereich der Bronchial-
wände und interlobulären Septen abspielen. Radiologisch zeigt sich eine vermehrte Streifen- und Netzzeichnung (die sogenannten Tram
tracks oder „Schienengleisphänomen"), insbesondere im Lungenkern,
aber auch fleckige, homogene Infiltrate treten auf (Abb. 8.**1**).

Bei Pneumonieverdacht muss immer eine radiologische Thoraxdiag-
nostik erfolgen. Sie dient zum einen der Sicherung der Diagnose und
zum anderen der Beurteilung der Form, des Schweregrades und even-
tueller Komplikationen der Pneumonie.

Die insgesamt weit häufigere *sekundäre Pneumonie* nach Influenza
nimmt typischerweise einen zweizeitigen Verlauf. Auf eine Phase der
Besserung folgen ein erneuter Fieberanstieg, Husten mit verfärbtem
Auswurf sowie Dyspnoe und Tachypnoe. Oft können feuchte, klingende
Rasselgeräusche im Bereich der Infiltration auskultiert werden. Radiologisch wird die Diagnose durch bronchopneumonische Infiltrationen
mit konfluierenden Fleckschatten gesichert.

Tab. 8.**2** nennt die häufigsten bakteriellen Erreger der sekundären
Pneumonie.

Tab. 8.**2** Häufigste bakterielle Erreger der sekundären Pneumonien

- *Streptococcus pneumoniae*
- *Haemophilus influenzae*
- *Staphylococcus aureus*
- *Moraxella catarrhalis*

Die *gemischt viral/bakterielle Pneumonie* ist wahrscheinlich der häufigste Pneumonietyp bei Influenza. Klinisch bestehen gleichzeitig die Symptome der primären und der sekundären Pneumonie. Ebenso treten die radiologischen Kennzeichen beider Formen nebeneinander auf. Einen besonders schweren Verlauf nimmt die Kombination aus Influenza A plus *Staphylococcus-aureus*-Pneumonie. Sie birgt vor allem die Gefahr einer Abszedierung in Form eines Lungenabszesses bzw. einer abszedierenden Pneumonie, deren Letalität auch heute noch bedeutsam ist.

Ursachen der bakteriellen Superinfektion sind die gestörte Abwehrfunktion und die verstärkte bakterielle Kolonisation des unteren Respirationstraktes im Gefolge einer Influenza. Insbesondere die herabgesetzte mukoziliäre Clearance, die geschwächte Aktivität der Neutrophilen und Alveolarmakrophagen sowie die gesteigerte Adhärenz von Bakterien an respiratorische Epithelzellen begünstigen die Sekundärinfektion (siehe hierzu auch Beitrag von Lange „Virologie und Epidemiologie", S. 7 f.).

Die Therapie folgt den Richtlinien der kalkulierten Antibiotikatherapie bei ambulant erworbener Pneumonie. Das relativ häufige Auftreten von *Staphylococcus aureus* muss bei der Wahl des Antibiotikums bedacht werden.

8.2 Bronchiale Hyperreagibilität

Die Induktion einer bronchialen Hyperreagibilität ist eine weitere pulmonale Komplikation der Influenza. Die Pathogenese ist nur zum Teil geklärt. Eine zentrale Bedeutung hat sicher die Epithelschädigung. Klinisch imponiert Husten ohne Auswurf, der nach abgeklungener Influenza persistiert und insbesondere bei Kontakt mit Rauch und Kaltluft auftritt. Die diagnostische Sicherung erfolgt mittels unspezifischer inhalativer Provokation, üblicherweise mit Histamin, Metacholin oder Carbachol. Je nach Schweregrad und klinischer Ausprägung ist die Indikation zu einer inhalativen Kortikoidmedikation gegeben. Ob durch die

Influenza ein manifestes Asthma bronchiale induziert werden kann, ist bislang nicht abschließend geklärt.

8.3   Vorbestehende Lungenerkrankungen

Bei Patienten mit chronischen Lungenerkrankungen (Tab. 8.3) ist gehäuft mit einem komplizierten Verlauf der Influenza zu rechnen. Umgekehrt kann eine Influenza vorbestehende Lungenerkrankungen verschlimmern. So exazerbiert ein Asthma bronchiale bei einer Influenzainfektion sehr häufig; Untersuchungen bei Kindern ergaben eine Exazerbationsrate von bis zu 100 %.

Bei Patienten mit chronisch obstruktiver Atemwegserkrankung wird eine Verschlechterung des pulmonalen Status ähnlich häufig beobachtet. Dies ist insbesondere für Patienten relevant, die bereits vor der Influenza unter einer ausgedehnten kombinierten antientzündlichen und antiobstruktiven Therapie symptomatisch waren, oder bei denen schon eine deutlich verminderte pulmonale Reserve besteht. Bei Patienten mit obstruktivem Lungenemphysem beispielsweise kann durch eine weitere Verschlechterung schnell eine bedrohliche Situation entstehen.

Tab. 8.3   Vorbestehende Lungenerkrankungen, die durch Influenza verschlimmert werden

– Asthma bronchiale
– chronische Bronchitis
– chronisch obstruktive Bronchitis
– Lungenemphysem
– Mukoviszidose

8.4   Neuraminidase-Hemmer

Die neue Therapieoption der inhalativen virostatischen Medikation mit Zanamivir ist aus pulmologischer Sicht von hohem Interesse. Da aus experimentellen Daten bekannt ist, dass die Schwere der Erkrankung von der Viruslast im respiratorischen Sekret abhängt, ist der Benefit dieser Therapie gut erklärbar. Die Verminderung der Viruslast durch Zanamivir wird den Schaden am respiratorischen Epithel, der eine zentrale pathogenetische Bedeutung für alle respiratorischen Komplikationen hat, deutlich reduzieren und dadurch die Anzahl und Schwere der genannten Komplikationen vermindern.

Literatur

[1] Abramson JS, Mills EL, Giebank GS, Quie PG: Depression of monocyte and polymononuclear leukocyte oxidative metabolism and bactericidal capacity by influenza A virus. Infect Immun 1982, 35: 350–355

[2] Alford RH, Kasel JA Gerone PJ, Knight V: Human influenza resulting from aerosol inhalation. Proc Soc Exp Biol Med 1966, 122: 800–804

[3] Anderson PJ: Factors promoting pathogenicity of influenza virus. Semin Respir Infect 1991, 6: 3–10

[4] Betts RF, Douglas RG Jr: Influenza virus. In: Mandell GL, Douglas RG, Bennett JE (eds) Principles and practice of infectious diseases. 3rd ed. Churchill Livingstone, New York, 1990, 1306–1325

[5] Cate TR: Clinical manifestations and consequences of influenza. Am J Med 1987, 82: 15–19

[6] Connolly AM, Salmon RL, Lervy B, Williams DH: What are the complications of influenza and can they be prevented? Experience from the epidemic of H3N2 influenza A in general practice. BMJ 1993, 306: 1452–1454

[7] Couch RB. The effect of influenza on host defenses. J Infect Dis 1981, 144: 284–291

[8] Hayden FG, Gwaltney JM Jr: Viral infections. In: Murray JF, Nadel JA (eds) Textbook of respiratory medicine. 2nd ed. Vol 1. W. B. Saunders, Philadelphia, 1994, 977–1035

[9] Lange W, Vogel GE, Uphoff H: Influenza. Virologie, Epidemiologie, Klinik, Therapie und Prophylaxe. Blackwell Wissenschafts-Verlag, Berlin, Wien, 1999

[10] Little JW, Hall WJ, Douglas RG Jr, Mudholkar GS, Speers DM, Patel K: Airway hyperreactivity and peripheral airway dysfunction in influenza A infection. Am Rev Respir Dis 1978, 118: 295–303

[11] Miller DL, Lee JA: Influenza in Britain. Journal of Hygiene (Cambridge) 1969, 67: 559–572

[12] Nagatake T: Comparative features of pneumonia associated with influenza. Jap J Cl Med 1997, 55: 2687–2692

[13] Nicholson KG: Human influenza. In: Nicholsen KG, Webster RG, Hay AJ (eds) Textbook of influenza. Blackwell Science, Oxford, 1998, 219–264

[14] Robertson L, Caley JP, Moore J: Importance of *staphylococcus aureus* in pneumonia in the 1957 epidemic of influenza A. Lancet 1958, 233–236

[15] Roldaan AC, Masurel N: Viral respiratory infections in asthmatic children staying in a mountain resort. Eur J Resp Dis 1982, 63: 140–150

[16] Smith CB, Golden CA, Kanner RE, Renzetti AD Jr: Association of viral and *mycoplasma pneumoniae* infections with acute respiratory illness in patients with chronic obstructive pulmonary diseases. Am Rev Respir Dis 1980, 121: 225–232

[17] Smith CB, Kanner RE, Golden CA, Klauber MR, Renzetti AD Jr: Effect of viral infections on pulmonary function in patients with chronic obstructive pulmonary diseases. J Infect Dis 1980, 141: 271 – 280

[18] Walsh JJ, Dietlein LF, Low FN, Burch GE, Mogabgab WJ: Bronchotracheal response in human influenza. Arch Intern Med 1961, 108: 376 – 388

9 Influenza bei Kindern

Klaus-Dieter Tympner

Fast jedes Kind und jeder Erwachsene war schon einmal an einer „Grippe" erkrankt und kann sich an die damit zusammenhängenden Befindlichkeitsstörungen erinnern. Das „Erinnern" gehört auch zu den Grundfunktionen des Immunsystems. Influenzaviren aber umgehen das immunologische Gedächtnis, indem sie ihre Oberflächen-Antigene ändern und dem Immunsystem so immer wieder neu erscheinen. Die nach einer Infektion mit Influenzaviren gebildete Immunität wird durch die häufigen Variationen der Influenzaviren schnell wirkungslos. Es kommt jedoch auch bei der Influenza zu einer lebenslangen Prägung durch das erste Influenzavirus, mit dem der Mensch Kontakt hatte. Wie durch Antikörpernachweise gezeigt werden konnte, wird bei späteren Infektionen immer wieder die Immunität gegen das erste infizierende Virus geboostet („Original antigenic sin"). Dies ist jedoch für den Schutz irrelevant. Eine überstandene Influenza verleiht nur eine Immunität gegen den gleichen Subtyp oder die gleiche Variante [5].

Kinder spielen eine wichtige Rolle in der Verbreitung von Influenza-A- und -B-Viren in der Gesellschaft (Abb. 9.1). Hohe Infektionsraten, die 40% überschreiten können, werden durch die Zusammenfassung vieler

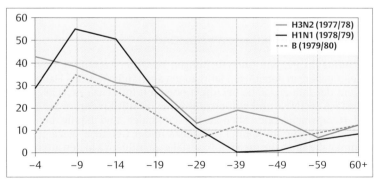

Abb. 9.1 Altersverteilung der Influenza

Kinder in Schulklassen begünstigt [8]. Nach der Infektion, die gewöhnlich früh am Beginn einer Epidemie oder eines Ausbruchs erfolgt, tragen die Kinder die Influenzaviren in ihre Familien. Daher sind Erwachsene mit Kindern in ihrem Wohnumfeld stärker gefährdet, an einer Influenza zu erkranken als andere. Das gilt vor allem für Erwachsene mit chronischen Erkrankungen oder reduzierter Immunreaktivität.

Akute respiratorische Erkrankungen (ARE) bereiten nicht nur Pädiatern diagnostische Schwierigkeiten, weil neben dem Influenzavirus viele verschiedene Viren und auch Bakterien zu Atemwegserkrankungen führen, die unkompliziert, als fiebriger Infekt oder mit schweren Komplikationen – z. B. Pneumonie oder Enzephalitis – verlaufen können. Allein aus der Klinik lässt sich die Diagnose in der Regel nicht stellen. Dies hat leider zu einem wahren Tohuwabohu an Termini und deskriptiven Diagnosen geführt, die dann, wenn das Kind tatsächlich eine Influenza hat, vor allem dazu führen, dass der wahre Sachverhalt verschleiert wird. Besonders wichtig im Kindesalter ist die Differentialdiagnose zwischen einem viralen Infekt, einem bakteriellen Infekt und einer allergischen Diathese. Dabei ist klar, dass der virale den bakteriellen Infekt ermöglichen und die allergische Diathese die Anfälligkeit für beide Infekte erhöhen kann, so dass gar nicht selten mehrere Zustände nebeneinander bestehen.

Abakterielle ARE sind im Kindesalter sehr häufig, und die Mortalität an ARE ist bei Kleinkindern wie im Alter recht hoch. Etwa 20 % aller Todesfälle bei Kindern von 0 – 14 Jahren beruhen auf akuten Atemwegserkrankungen [16]. Den erhöhten Anteil von Kleinkindern an der Influenza-Mortalität zeigt die Abb. 2.**6** im Beitrag von Lange „Virologie und Epidemiologie" (S. 13). Der Arzt steht vor der schweren Aufgabe, die Virusinfektion rechtzeitig in ihrer Tragweite zu erkennen und entsprechend zu behandeln.

9.1 Klinik der Influenza beim Kind

Die Influenza ist, wie Untersuchungen zur Altersverteilung mehrfach gezeigt haben, in den jungen Jahrgängen am häufigsten. Das Hauptkontingent der Influenzafälle bei Infektionen mit Influenza-A-(H3N2)-, Influenza-A-(H1N1)- und Influenza-B-Viren betrifft Kinder im Schulalter und Heranwachsende. Aber auch Kleinkinder sind häufig betroffen (Abb. 9.**1**) [8]. Wie im Kapitel „Influenza in der Geriatrie" gezeigt wird, kommen dennoch die meisten Todesfälle an Influenza in den alten Jahrgängen vor.

Die meisten Kinder infizieren sich durch Inhalation infizierter Schleimtröpfchen (Tröpfcheninfektion). Dem Krankheitsausbruch auf den Schleimhäuten der Atemwege geht eine wenige Stunden bis 2 Tage dauernde Inkubationszeit mit symptomloser Virusvermehrung voraus. Bei bis zur Hälfte der Kinder verläuft die Infektion mit Influenzaviren asymptomatisch. Doch auch diese Kinder können die Infektion verbreiten.

Bei klinischer Manifestation verläuft die Influenza beim Kind in großen Zügen ähnlich wie beim Erwachsenen, es sind aber auch altersabhängige Unterschiede zu beobachten. Auch bei Kindern setzt die Influenza plötzlich ein. Die Fieberreaktion, die in der Regel 2–3 Tage anhält, ist bei Kindern besonders betont. Gefürchtet sind Fieberkrämpfe, mit denen in 20–50% der Fälle gerechnet werden muss. Hinzu kommen Rötung, Schwellung und Sekretbildung auf den Schleimhäuten. Allgemeinsymptome (Müdigkeit, Kopf- und Gliederschmerzen), Husten und Schnupfen werden häufig gesehen. Bei Kleinkindern ist die vermehrte Schläfrigkeit ein hervorstechendes Merkmal; etwa die Hälfte der Kleinkinder mit Influenza fällt in eine Art Dämmerzustand. Bei den 5–14-jährigen kann man dies nur noch in 10% beobachten. Bei bis zu 40% der Kinder mit Influenza stehen gastrointestinale Symptome wie Übelkeit, Erbrechen, Bauchschmerzen und Diarrhö im Vordergrund der Beschwerden.

Die Influenza macht bei Kindern unter 5 Jahren in ca. 1% der Fälle eine Hospitalisierung erforderlich. Häufige Ursachen einer Klinikeinweisung sind hartnäckig anhaltendes Fieber, Flüssigkeitsmangel und Meningismus. Oft wird die Influenza nicht mehr als Ursache der Klinikaufnahme wahrgenommen, da die respiratorischen Symptome in der Zwischenzeit schon überwunden sind.

Besonders häufig ist die Hospitalisierung infolge Influenza bei Säuglingen bis zu 4 Monaten [9]. Unter den respiratorischen Manifestationen, die eine Klinikaufnahme erforderlich machen, steht bei Influenza A der Krupp mit 68% an erster Stelle. An zweiter Stelle steht die Pneumonie mit 29%, gefolgt von anderen akuten Atemwegserkrankungen (21%). Bei Influenza B ist der Krupp ebenfalls am häufigsten [7]. Bei hospitalisierten Kindern werden die in Tab. 9.**1** aufgeführten Manifestationen registriert [9].

Eine sehr häufige Komplikation der Influenza beim Kind ist die Otitis media, die bei 32% der hospitalisierten Kinder beobachtet wurde [9]. Neben den Otitiden zählen Sinusitiden, Laryngitiden, Bronchitiden, Pneumonien und Meningitiden zu den Influenzakomplikationen beim Kind. Alle genannten Entzündungen können als primäre virale Infekte, sekundäre bakterielle Superinfektionen und gemischt viral/bakterielle Infekte auftreten. Als wichtige Komplikationen der kindlichen Influenza sind auch Fieberkrämpfe (bei 20–50% der Kinder mit Influenza), Pseu-

Tab. 9.**1** Klinische Befunde bei hospitalisierten Kindern mit Influenza A und B
(nach [9])

Manifestation	Gesamtzahl	Anteil (%)
Krupp, Bronchitis, Bronchiolitis, Pneumonie	356	45
Otitis media	219	32
gastrointestinale Manifestation	227	30
Fieberkrämpfe	356	22
Tod	392	4

dokrupp (bei 5 – 15 % der Kinder mit Influenza), die Exazerbation eines
Asthmas oder einer zystischen Fibrose, schwere gastrointestinale
Symptome, die eine Appendizitis vortäuschen können, Myalgien und
besonders in der Erholungsphase nach Influenza B-Myositiden zu nennen. Virale Infektionen wie die Influenza werden auch als Kofaktor des
plötzlichen Kindstodes diskutiert.

Die Einführung der *Haemophilus-influenzae*-Impfung hat zwar dazu
geführt, dass viele schwere, invasive Sekundärinfektionen (z. B. Laryn-
gitis, Otitis, Meningitis) mit diesem Erreger ausbleiben, Infektionen
mit Streptokokken, Staphylokokken, Pneumokokken, Mykoplasmen
usw. drohen aber weiterhin [10].

9.2 Diagnostik

Da die Differentialdiagnose zu anderen akuten viralen Infekten klinisch
zumeist nicht durchgeführt wird, wurde die Influenza traditionell mit
anderen akuten viralen Erkrankungen zusammen betrachtet. Im Zwei-
felsfall kann der Arzt sich heute jedoch mit Hilfe eines PCR-Schnelltests
oder eines Antigen-Schnelltests mehr Klarheit verschaffen. In der Entwicklung befindliche Tests weisen sogar mehrere häufige Erreger von
ARE gleichzeitig nach (siehe Beitrag von Wutzler, S. 19). Die Ergebnisse
des PCR-Schnelltests sind innerhalb von Stunden bzw. bis zum Folgetag
verfügbar und ermöglichen daher eine frühzeitige Beurteilung der akuten Erkrankung.

Im übrigen sind auch die ARE von Kindern im Alter von 1 – 5 Jahren
nicht in jedem Fall viral bedingt. Auch bakterielle und allergische Erkrankungen sind zu berücksichtigen. Bei einem Kleinkind mit akutem
Schnupfen ohne Fieber und einem Allergiker unter den Eltern oder Ge-
schwistern ist eine allergische Ursache nicht unwahrscheinlich. Selbst-

verständlich kann zusätzlich ein viraler Infekt bestehen. Hohes Fieber mit schmerzhafter Lymphknotenschwellung spricht eher für eine bakterielle Infektion.

Die Laboruntersuchung lässt in der Regel eine Differenzierung zwischen akuter Virusinfektion, bakterieller Superinfektion und allergischer Reaktion auf den Schleimhäuten zu [4]. Bei Virusinfektionen sind die Laborergebnisse eher unterdrückt niedrig. Das „Virus-Blutbild" zeigt eine Leuko- und Lymphopenie. Das CRP und die BKS haben geringe Werte. Die gelegentlich beobachtete Leukozytose bei kranken Kindern ist oft eine Schrei-/Stress-Leukozytose. Die Befundkonstellation Fieber, deutliche Leukozytose und deutliche CRP-Erhöhung weist auf eine Sekundärinfektion hin. Bei einer „allergischen Diathese" sind normale Leukozytenzahlen und CRP-Werte üblich, erhöhte IgE-Werte und eine Eosinophilie aber nicht immer vorhanden.

Der Beitrag der klinischen Untersuchung zur Begründung eines Influenzaverdachts kann hier nur angedeutet werden: Wichtig ist die Inspektion der Schleimhautsituation im Rachen (Rötung, livide Tönung, pseudomembranöse Beläge, bei Superinfektion auch Eiter), die Auskultation der Lunge (Rasselgeräusche) sowie die Untersuchung der Ohren und des Meningismus. Wenn beim Blick in die Nase Polypen zu sehen sind, ist dies ein wichtiger Hinweis auf eine (eventuell gleichzeitig) vorliegende Allergie.

9.3 Individuelle Anfälligkeit

Im ersten Lebensmonat leiden Neugeborene selten an ARE. Das neugeborene Kind ist zunächst noch durch die diaplazentar übertragenen maternalen Antikörper (IgG, IgA) und die Muttermilch geschützt, die große Mengen an IgA und IgG enthält. Das Neugeborene erhält auf diese Weise Schutz gegen *die* Krankheitserreger, mit denen sich die Mutter auseinandergesetzt hat. Dieser immunbiologische Nestschutz hält mehrere Wochen lang an. Säuglinge, die ausreichend gestillt wurden, sind eher vor Infekten geschützt [1,6,11].

Vom sechsten Lebensmonat an sind virale Infekte sehr häufig. Für ihren Verlauf ist die Konstitution der Kinder von großer Bedeutung; bei schwächlichen Kindern kommt es oft zu schwereren Verläufen. Vorausgegangene Pneumonien und bestehende chronische Erkrankungen begünstigen die Entstehung einer Virusinfektion und die Entwicklung von Komplikationen. Pflege und Ernährung wirken sich auf die Entstehung und Ausprägung einer Säuglingsgrippe aus. Gesunde Kinder haben im Säuglingsalter nur selten eine behinderte Nasenatmung.

Kinder mit „empfindlichen", chronisch entzündeten Schleimhäuten, die früher als „exsudative Kinder" bezeichnet wurden, erkranken oft an Katarrhen der oberen Atemwege, manche sind ständig erkrankt. Viele dieser Kinder sind Allergiker. Klinisch ist es oft schwierig, zwischen einem viralen Infekt und dem ersten Auftreten einer entzündlichen Infektallergie zu unterscheiden (siehe oben). Da diese Kinder sehr anfällig gegenüber „Erkältungen" sind, sprechen ihnen Eltern und auch Ärzte oft eine „allgemeine Abwehrschwäche" zu, die sich bei immunchemischen Laboruntersuchungen aber in der Regel nicht bestätigen lässt [14]. Das Grundproblem dieser Kinder ist nicht ein Immundefekt, sondern die erhöhte Permeabilität ihrer Schleimhäute, z. B. für Allergene und auch für Viruspartikel. Angeborene oder im frühen Kindesalter erworbene Immundefekte sind sehr selten, diese Kinder fallen durch schwere bakterielle Infektionen auf.

9.4   Permeabilitätspathologie

Schleimhäute sind natürliche Immunbarrieren. Abwehrreaktionen auf dem respiratorischen Schleim- und Flimmerepithel schützen vor dem Grenzübertritt von Fremdstoffen in den Körper. Das gesamte, mehrere hundert Quadratmeter große Schleimhautsystem dient als innere Trennwand des Körpers zur Umwelt, die zwischen „körpereigen" und „körperfremd" separiert.

Wenn es den Krankheitserregern gelingt, die Schleimhautbarriere zu überwinden, können lokale Symptome (z. B. Niesen, Husten) und unter Umständen auch Allgemeinsymptome wie Fieber und Muskelschmerzen auftreten. Wenn Krankheitserreger in den Körper eindringen, sich vermehren und schließlich vernichtet werden, ohne dass die Symptome einer Infektionskrankheit auftreten, aber eine Immunität gegen den Erreger zurückbleibt, liegt eine klinisch inapparente Infektion vor. Die Infektion von Kindern mit Influenzaviren verläuft bis zur Hälfte der Fälle ohne klinische Beschwerden.

Der Körper überwindet eine Virusinfektion in der Regel, indem die eingedrungenen Viren von Antikörpern neutralisiert und von Makrophagen phagozytiert werden. Die Infektion von Wirtszellen wird beendet. Der serologische Nachweis von „neutralisierenden" Antikörpern weist auf die überstandene Erkrankung und den bestehenden Schutz hin [2,3,14]. Viele Kinderkrankheiten hinterlassen eine lebenslange Immunität, der Schutz nach einer Influenzainfektion erstreckt sich dagegen nur auf immunologisch eng verwandte Varianten und ist schon in der kommenden Grippesaison fraglich. Deshalb müssen gefährdete Kinder jedes Jahr neu gegen Influenza geimpft werden.

9.5   Vorbeugung und Behandlung

Für gefährdete, chronisch kranke Kinder ist die jährliche, rechtzeitige Influenza-Schutzimpfung (zum Zeitpunkt der Impfung siehe auch S. 97 f.) die wichtigste Schutzmaßnahme [13]. Vorher nicht geimpfte Kinder im Alter von 6 Monaten bis 3 Jahren sollen zweimal im Abstand von vier Wochen zwei halbe Dosen (je 0,25 ml), Kinder derselben Altersgruppe, die schon einmal geimpft wurden, einmal eine halbe Dosis (0,25 ml) erhalten. Ältere Kinder können wie Erwachsene geimpft werden. Es wird empfohlen, Kinder mit Spaltimpfstoffen zu impfen, weil deren Potenzial zur Erzeugung febriler Reaktionen geringer ist als bei Vollpartikel-Impfstoffen [9]. Ob und wann der in den USA eingeführte intranasale Lebendimpfstoff für Kinder bei uns zur Verfügung stehen wird, ist unklar.

Die Schutzimpfung wird besonders für die in Tab. 9.**2** genannten Hochrisikokinder empfohlen.

Kinder sind häufig die ersten Opfer einer beginnenden Influenzaepidemie. Sie spielen daher bei der Verbreitung der Influenza in der Bevölkerung eine große Rolle. Da ca. 50 % der mit Influenzaviren infizierten

Tab. 9.**2**   Empfehlungen zur Influenza-Schutzimpfung von Kindern (nach [9,13])

Kinder mit folgenden Grundkrankheiten/Voraussetzungen sollten jährlich geimpft werden:
– zystische Fibrose
– hämodynamisch signifikante Herzerkrankung
– immunsuppressive Therapie
– Sichelzellanämie und andere Hämoglobinopathien

Kinder mit folgenden Grundkrankheiten/Voraussetzungen könnten ein erhöhtes Risiko einer Komplikation bei Influenza tragen und sollten jährlich geimpft werden:
– HIV-Infektion
– Diabetes mellitus
– chronische Nierenerkrankung
– chronische Stoffwechselerkrankungen
– Langzeittherapie mit Aspirin
  (z. B. rheumatoide Arthritis, Kawasaki-Syndrom)

Kinder mit Kontakt zu Hochrisikopatienten sollten jährlich geimpft werden

Ebenfalls regelmäßig geimpft werden sollten folgende Erwachsene:
– Personal von Kliniken mit Kontakt zu Risikokindern
– Haushaltskontakte zu Risikokindern

Kinder klinisch unauffällig bleiben, werden sie als Infektionsquellen nicht wahrgenommen. Wenn Kinder in engem familiären Kontakt mit Erwachsenen leben, die hinsichtlich der Influenza einer Risikogruppe zuzurechnen sind, sollte eine regelmäßige Schutzimpfung der Kinder gegen Influenza vorgesehen werden.

Während einer Grippewelle sollten Säuglinge und Kinder unnötige Massenveranstaltungen meiden. Bei hohem Fieber ist körperliche Ruhe unumgänglich, ausreichende Flüssigkeitszufuhr notwendig und die Befeuchtung sowie das Abschwellen der entzündeten Schleimhäute angenehm und nützlich. Bei bekannter Neigung zu Infektkrämpfen ist ein rechtzeitiger und großzügiger Einsatz von fiebersenkenden Medikamenten angezeigt [15].

Diese grundlegende Therapie kann durch physikalische Maßnahmen, wie z. B. Wickel, Teilbäder, Kopfdampfbäder und Luftbehandlung, unterstützt werden. Akut erkrankte Kinder sollen dazu das Bett nicht verlassen. Die Antibiotikagabe ist abhängig vom Schweregrad der Erkrankung und der Gefahr einer bakteriellen Superinfektion. Bei der Entscheidung für oder wider eine Antibiotikatherapie sind Vorerkrankungen zu berücksichtigen (siehe auch S. 84).

Die regelmäßige Messung der Körpertemperatur und die Beobachtung des Krankheitsverlaufes ist wichtig. Eine hochfieberhafte Viruserkrankung im Kindesalter wie die Influenza ist immer eine ernste Erkrankung.

Der neue Neuraminidase-Inhibitor Zanamivir ist zunächst für Patienten ab 12 Jahren zugelassen. Eine Studie mit Kindern ab 5 Jahren ist bereits abgeschlossen und in der Auswertung. Voraussichtlich wird die Kinderzulassung bald erteilt werden. Das Präparat wird mit Hilfe eines Diskhalers inhaliert. Kinder mit Asthma, die dieses Gerät bereits seit Jahren verwenden, können damit nach entsprechender Schulung adäquat umgehen.

Literatur

1   Baerlocher K. In: Stickel H: Infektionskrankheiten. Ausgewählte Aspekte. Jahrestagung der Österr. Ges. f. Kinderheilkunde in Bregenz, 27. 5. 1978. Sozialpäd 1979, 1: 25 – 28

2   Enders G, Gärtner L: Moderne virologische Diagnostik: Entwicklungen und Perspektiven. Dtsch Ärztebl 1989, 86: 33 – 36

3   Enders G: Viral infections of the fetus and neonate, other than rubella. In: Collier LH, Balows A, Sussmann M (Eds), Topley & Wilson's Microbiology and Microbial Infections, 9th Ed, Arnold Publisher, London 1997, 873 – 915

[4] Fuchs E: Allergie – Was tun? Serie Piper Gesundheit, Piper Verlag, München 1992

[5] Lange W, Vogel GE, Uphoff H: Influenza. Virologie, Epidemiologie, Klinik, Therapie und Prophylaxe. Blackwell Wissenschafts-Verlag, Berlin, Wien, 1999

[6] Lust F, Pfaundler M von, Husler J: Krankheiten des Kindesalters. Urban & Schwarzenberg Verlag, München, Berlin 1955, 374 – 375

[7] Kim HW, Brandt CW, Arrobio JO, Murphy B, Chanock RM, Parrott RH: Influenza A and B infections in infants and young children during the years 1957 – 1976. Am J Epidemiol 1979, 109: 464 – 479

[8] Monto AS, Sullivan KM: Acute respiratory illness in the community. Frequency of illness and the agents involved. Epidemiol Infect 1993, 110:145 – 160

[9] Nicholson KG, Webster RG, Hay AJ (Eds) Textbook of Influenza. Blackwell Science, Oxford 1998

[10] Noack R: Hämophilus-Influenzae-Infektionen. In: Infektionen bei Kindern und Jugendlichen, Deutschen Gesellschaft für pädiatrische Infektiologie, 2. Aufl. Futura med, München, 1997, 291 – 294

[11] Ray CG: Grippaler Infekt. In: Smith DW (Hrsg) Klinische Pädiatrie. Georg Thieme Verlag, Stuttgart 1980, 130 – 131

[12] Serfling RE, Sherman IL, Housworth WJ: Excess pneumonia – influenza mortality by age and sex in three major influenza A2 epidemies, United States, 1957 – 1958, 1960, and 1963. Am J Epidemiol 1967, 86: 433 – 441

[13] STIKO: Schutzimpfungen. In: Infektionen bei Kindern und Jugendlichen, Deutsche Gesellschaft für pädiatrische Infektiologie, 2. Aufl. Futura med, München, 1997, 34

[14] Tympner KD, Neuhaus F: Immunmangel bei Kindern. Urban & Schwarzenberg Verlag, München, 1976

[15] Tympner KD: Physikalische Infekttherapie bei Kleinkindern. Vortrag: 27. Stuttgarter Kongress für aktuelle Medizin der BÄK Nordwürttemberg. Ärztl Praxis 1992, 55/56: 10 – 12

[16] WHO-Report: Viral respiratory diseases, Technical Report Series 642, Genf 1980. Der Kinderarzt 1981, 12: 11

10 Therapie der Influenza

Reinhold E. Schmidt

Die gegenwärtige Influenzasituation ist schlimmer, als allgemein bewusst ist: Während der schweren Influenzaepidemie 1995/96 traten allein in Deutschland etwa 30 000 zusätzliche Todesfälle auf, während der mittelschweren Epidemie 1998/99 immerhin etwa 15 000. In Zukunft soll diese skandalöse Übersterblichkeit wirksam reduziert werden. Weltweite Pandemien sollen eingegrenzt und – wenn möglich – sogar verhindert werden. Diese hochgesteckten Ziele können nur ins Auge gefasst werden, da mit den neuen Neuraminidase-Hemmern erstmalig ein effizientes und gut verträgliches antivirales Therapieprinzip gegen Influenza verfügbar ist. Im zweiten Teil dieses Beitrages werden die wichtigsten klinischen Studien zur therapeutischen und prophylaktischen Wirksamkeit dieser neuen, erstmalig kausalen Therapie bei Influenza vorgestellt. Zuvor einige Bemerkungen zur Zuverlässigkeit der klinischen Influenzadiagnose und zur bisherigen Therapie.

10.1 Standardisierte klinische Influenzadiagnostik

Der Arzt steht bei der Influenza vor der Frage nach der Diagnosesicherung durch Labordiagnostik und/oder klinische Diagnostik. Die Labordiagnostik hat den großen Nachteil, dass sie zeit- und kostenintensiv ist. Die therapeutische Intervention mit den Neuraminidase-Hemmern sollte frühzeitig erfolgen, so dass das Resultat der Laboruntersuchung hierfür häufig zu spät kommt. Insofern muss sich der behandelnde Arzt auf das klinische Bild verlassen (siehe auch Beitrag von Vogel „Klinik der Influenza"; S. 42 – 59).

Mit einer standardisierten klinischen Influenzadiagnostik anhand von Leitsymptomen (Tab. 10.1) während einer mit Surveillance-Methoden nachgewiesenen verstärkten Influenza-Zirkulation, wie sie in klinischen Studien angewandt wurde, wurde eine Diagnosesicherheit von über 70 % erreicht. Das ergab die Überprüfung der klinischen Diagnosen mittels PCR oder Kultur. Bei gleichzeitiger Anwendung mehrerer Laboruntersuchungen (PCR, Kultur und Serologie) wurde die Richtigkeit der klinischen Diagnose sogar in 76 % der Fälle bestätigt. Diese Treffsicher-

Tab. 10.1 Influenzadiagnose anhand von standardisierten Leitsymptomen

Variante 1	Variante 2
Fieber > 37,8 °C	Fieber > 38 °C
plus zwei der Symptome: Husten, Halsschmerz, Myalgie, Kopfschmerz	*plus eines der Symptome:* Husten, Halsschmerz, Schnupfen
	plus eines der Symptome: Krankheitsgefühl, Kopfschmerz, Myalgie, Abgeschlagenheit

heit ist vergleichbar mit denen verschiedener labordiagnostischer Verfahren.

10.2 Schonung, symptomatische und physikalische Therapie

Schonung und Arbeitsruhe sind bei einem Influenzaverdacht immer angezeigt. Viele Patienten mit klassischem plötzlichen Beginn, ausgeprägtem allgemeinen Krankheitsgefühl, Muskel- und Gelenkschmerzen sowie erhöhter Licht- und Lärmempfindlichkeit streben von sich aus Bettruhe an. Verschiedene Eigenschaften der Influenza – die postgrippale Asthenie, die Einschränkung der Lungenfunktion über die akute Krankheitsphase hinaus, die Möglichkeit einer unerkannten Myokarditis und das Entstehen einer bakteriellen Sekundärinfektion, auch nach initialer Entfieberung – erfordern eine ausreichend lange Schonung und Arbeitsruhe.

Die *symptomatische Behandlung* der Grippebeschwerden ist wichtig: Die Patienten erhalten nichtsteroidale Antiphlogistika gegen Fieber, Kopf- und Gliederschmerzen, Lutschtabletten gegen Halsschmerzen und Antitussiva gegen lästigen Reizhusten. Bei Atemnot und bei Patienten mit obstruktiven Atemwegserkrankungen werden bereits prophylaktisch bronchialerweiternde Medikamente eingesetzt. Antihistaminika können zur Abschwellung der Schleimhäute beitragen. Schleimlösende Präparate, die auch als Inhalationen verwendet werden können, erleichtern das Abhusten von zähem Schleim und begünstigen die Regeneration der mukoziliären Clearance. Die Anwendung von Vitamin C hat einen fraglichen Nutzen.

Die Patienten sollen, insbesondere bei hohem Fieber, mindestens das Doppelte der üblichen Tagesmenge trinken. Physikalische Therapiemaßnahmen, wie z.B. Waschungen, fiebersenkende Wadenwickel, Brust- und Halswickel sowie Kopfdampfbäder, können nützlich sein.

Patienten mit Fieber und ausgeprägtem Krankheitsgefühl sollen möglichst ihr Bett nicht für physikalische Anwendungen wie Wechselduschen, Sauna oder ansteigende Bäder verlassen.

10.3   Antibiotikatherapie

Patienten mit Influenza bzw. bei begründetem Influenzaverdacht sollen Antibiotika im Normalfall erst dann erhalten, wenn wirklich eine sekundäre bakterielle Komplikation vorliegt. Es ist unsinnig, unökonomisch und wegen der Begünstigung der Resistenzentwicklung auch gefährlich, virale Infekte ohne spezifischen Grund gleich mit Antibiotika zu behandeln. Die Antibiotikaanwendung bei Risikopatienten wird in höherem Maße durch individuelle Faktoren (Vorerkrankungen, Risikofaktoren) determiniert, sollte aber auch nicht kritiklos erfolgen. Ein weiteres wichtiges Kriterium des Antibiotikaeinsatzes ist die epidemiologische Situation; während einer nachgewiesenen Influenzaepidemie werden Komplikationen – vor allem bei Risikopatienten – u. U. schneller mit Antibiotika behandelt als zu anderen Zeiten. Kriterien des Antibiotikaeinsatzes nennt Tab. 10.2.

In der Regel kann das Antibiotikum nicht gezielt nach Antibiogramm und Resistenztestung ausgewählt werden. Für die kalkulierte Antibiotikatherapie ist daher die Kenntnis des vorherrschenden Keimspektrums erforderlich (siehe dazu auch S. 69).

Tab. 10.2   Wichtige Kriterien des Antibiotikaeinsatzes

- Klinik (z. B. hohes Fieber, eitriger Auswurf)
- Untersuchungsbefunde (z. B. eitriges Sekret im Rachen, schmerzhafte Lymphknotenschwellung, klingende Rasselgeräusche bei der Auskultation)
- Laboruntersuchungen (z. B. stark erhöhter Leukozyten- und/oder CRP-Wert)
- Risikofaktoren/Vorerkrankungen (Anfälligkeit des Einzelnen für bestimmte Infektionen und Komplikationen)
- Krankheitsverlauf (z. B. erneuter Fieberanstieg, Organkomplikationen)
- epidemiologische Situation (z. B. nachgewiesene Influenzawelle)

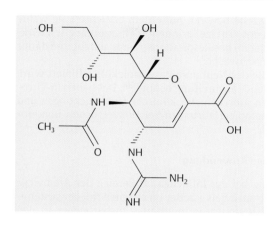

Abb. 10.**1** Molekülstruktur von Zanamivir

10.4 Antivirale Chemotherapie der Influenza

Bisher war keine verlässlich wirksame und gut verträgliche antivirale Chemotherapie der Influenza verfügbar. Der seit Jahren erhältliche antivirale Wirkstoff Amantadin und verwandte Substanzen sind in dieser Indikation nur begrenzt effektiv und überhaupt nur bei Influenza A wirksam. Wegen ihrer ausgeprägten Nebenwirkungen (vor allem ZNS-Toxizität) und der schnellen Resistenzentwicklung wurden diese Substanzen in der Praxis nur ganz selten bei Influenza eingesetzt, z.B. in schwersten Fällen, wenn keine andere Maßnahme mehr möglich war.

Mit den Neuraminidase-Hemmern beginnt ein neuer Abschnitt der Influenzatherapie, die nun erstmalig kausal möglich ist. Zanamivir, ein Vertreter dieser neuen Substanzklasse, wurde durch Molecular modelling am Computer entwickelt. Zuvor waren virale Proteine (z.B. das Oberflächen-Antigen Neuraminidase) der Influenzaviren mittels Röntgenstrukturanalyse charakterisiert worden. Im zweiten Schritt wurden dann am Computer Substanzen entwickelt, die passgenau in der Lage sind, diese Proteine zu hemmen. Zanamivir (Abb. 10.**1**) inhibiert selektiv die Neuraminidase der Influenzaviren A und B und ist gegen bakterielle, humane und andere Tierneuraminidasen unwirksam.

10.4.1 Wirkmechanismus

Die Bedeutung der Neuraminidase für das Influenzavirus wurde bereits im Beitrag „Virologie und Epidemiologie" (S. 6f.) erläutert. Die Neuraminidase ist für die Vermehrung des Virus kritisch, indem sie seine

Ablösung von der Wirtszelle bewirkt. Außerdem erleichtert sie wahrscheinlich die Infektion der Wirtszelle, indem sie immunologisch wirksame Substanzen im Schleim des Respirationstraktes abbaut und damit dessen Barrierefunktion schwächt.

Wenn die aktive Stelle des Neuraminidase-Moleküls inhibiert wird, ist die Virusreplikation und -ausbreitung behindert. Das haben In-vitro-Studien mit Zellkulturen, Tierversuche, klinische Untersuchungen und auch die bisherigen Therapieerfahrungen bei Heilversuchen übereinstimmend ergeben.

10.4.2   Lokale inhalative Anwendung

Da die Virusvermehrung bei der Influenza im Bereich der Atemwege stattfindet und der Virusnachweis – außer im seltenen Fall der systemischen Ausbreitung bei Immunsupprimierten – insbesondere in den Atemwegen gelingt, wird Zanamivir inhalativ verabreicht. Bei ordnungsgemäßer Inhalation gelangt das Medikament schnell und direkt auf die Oberfläche des Respirationstraktes, den Hauptort der Infektion, und bremst dort die Virusvermehrung innerhalb von 15 Sekunden nach der Applikation. Während so ein hoher Anteil der Dosis den Hauptort der Virusvermehrung erreicht, wird nur ein geringer Teil (15 – 20%) resorbiert, systemisch verteilt und renal ausgeschieden. Mögliche Nebenwirkungen werden dadurch minimiert.

10.4.3   Verträglichkeit

Wegen der hohen Selektivität und der geringen systemischen Aufnahme von Zanamivir ist die Wahrscheinlichkeit von unerwünschten Wirkungen nur gering. Nachdem präklinische Studien zur Toxizität keine mutagenen und teratogenen Effekte gezeigt hatten, ließ sich in den Phase-I – III-Studien eine ausgezeichnete Verträglichkeit beobachten. Die Art und Inzidenz der aufgetretenen Nebenwirkungen (Tab. 10.**3**) und Veränderungen der Laborparameter entsprachen denen in der Plazebogruppe.

10.4.4   Klinische Wirksamkeit

In einer multizentrischen Phase-III-Studie, an der 417 Erwachsene mit Grippebeschwerden teilnahmen, erhielten die Teilnehmer fünf Tage lang täglich 2 × 10 mg Zanamivir oder Plazebo. 262 Teilnehmer hatten eine nachgewiesene Influenza. Bei ihnen waren die Hauptsymptome (Fieber, Myalgie, Abgeschlagenheit, Husten) in der Zanamivir-Gruppe

Tab. 10.**3**   Unerwünschte Ereignisse (%) in Phase-II/III-Studien

Nebenwirkung	Plazebo-Gruppe (n = 973)	Zanamivir-Gruppe (n = 1703)
Übelkeit/Erbrechen	4	4
Schnupfen/verstopfte Nase	4	3
Husten	3	2
Bronchitis	3	1
Diarrhö	3	2
Kopfschmerz	3	3

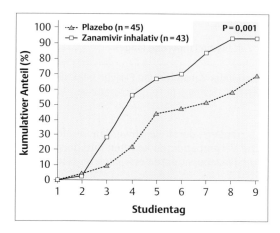

Abb. 10.**2**   Symptomlinderung unter Zanamivir und Plazebo bei Patienten mit nachgewiesener Influenza-A- oder -B-Infektion bei frühzeitiger Anwendung des Präparates

nach 4 und in der Plazebogruppe nach 7 Tagen wesentlich gelindert, wenn der Neuraminidase-Hemmer innerhalb von 30 Stunden nach Symptombeginn angewandt wurde (Abb. 10.**2**, 10.**4**). Ebenso effektiv wie bei frühzeitiger Anwendung wirkte Zanamivir bei Patienten mit Fieber, bei denen die Krankheitssymptomatik signifikant um 3 Tage verkürzt und die Arbeitsaufnahme einen Tag früher möglich war (Hayden et al. 1997).

In einer plazebokontrollierten Studie mit 455 Grippepatienten der südlichen Hemisphäre (321 influenzapositiv) führte die fünftägige Inhalation von 2 × 10 mg Zanamivir täglich im Plazebovergleich zu einer früheren Symptomlinderung nach 5 versus 6,5 Tagen. Auch hier profi-

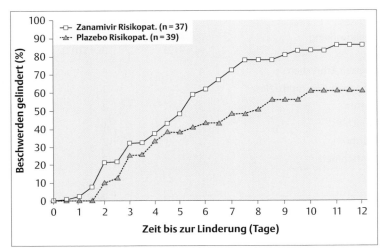

Abb. 10.**3**   Symptomlinderung unter Zanamivir und Plazebo bei Risikopatienten

tierten febrile Patienten besonders, deren Beschwerden bereits 2 Tage früher gelindert waren. Die Verumpatienten konnten ihre normale Aktivität nach im Mittel 7, die Plazebopatienten erst nach im Mittel 9 Tagen wieder aufnehmen.

Im Rahmen dieser Studie wurde auch eine Subgruppe von 76 jugendlichen und erwachsenen Risikopatienten untersucht, die ebenfalls fünf Tage lang 2 × 10 mg täglich Zanamivir oder Plazebo erhielten. In der Risikogruppe kam es unter der Therapie mit Zanamivir zu 70% weniger Komplikationen, einer um 61% geringeren Antibiotikaanwendung und einer Verkürzung des Krankheitsverlaufes von 8 auf 5,5 Tage (The MIST Study Group, 1998) (Abb. 10.**3**, 10.**4**).

Den ausgeprägten Effekt der Zanamivir-Therapie in der Risikogruppe belegt auch die Studie von Osterhaus et al. (1998). In einer Subgruppe von 97 Risikopatienten, deren Influenza mit Labortests bestätigt wurde, lag der therapeutische Vorteil von Zanamivir gegenüber Plazebo bei 2,7 Tagen (8 versus 5,3 Tage).

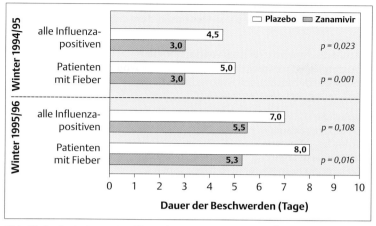

Abb. 10.**4**   Reduzierte Krankheitsdauer unter Zanamivir (Übersicht)

10.4.5   Präventive Wirksamkeit

Zanamivir ist auch präventiv wirksam. Dies hat eine plazebokontrollierte Studie an 166 erwachsenen Freiwilligen gezeigt, die bewusst mit Influenza A infiziert wurden (Hayden et al. 1996). Durch die prophylaktische Anwendung von Zanamivir ließen sich 95 % der klinischen Erkrankungen vermeiden. Auch eine Studie an 1107 zu 86 % ungeimpften erwachsenen Freiwilligen, die während einer Influenzawelle entweder Zanamivir oder Plazebo erhielten, ergab eine vorbeugende Wirkung. Unter Zanamivir-Prophylaxe traten insgesamt 67 % und sogar 84 % febrile ARE weniger auf (Monto et al. 1998).

Zanamivir soll die Influenzaimpfung nicht ersetzen. Wenn sich eine Epidemie ankündigt, könnte man jedoch mit diesem Wirkstoff – additiv zur Vakzine – Prophylaxe in Risikogruppen betreiben und damit die Influenzaprävention, z.B. in Altersheimen oder unter chronisch Kranken, verstärken.

Perspektive des Einsatzes von Neuraminidase-Inhibitoren

Therapie
– frühe therapeutische Intervention möglich
– Ausbreitung der Infektion gebremst
– Schwere der Immunantwort reduziert
– schnellere Rekonvaleszenz

Prophylaxe
– sofortiger Schutz
– additiv zu Vakzine
– Prophylaxe während Epidemie („In-season")
– verstärkte Prophylaxe in Risikogruppen

10.5   Fazit

Die lokale inhalative Anwendung des Neuraminidase-Hemmers Zanamivir mit maximaler Wirkkonzentration am respiratorischen Epithel
entspricht dessen zentraler pathogenetischer Bedeutung für die häufigen respiratorischen Komplikationen. Um den größtmöglichen Effekt
zu erlangen, soll Zanamivir möglichst frühzeitig, bevorzugt innerhalb
von 2 Tagen nach Beginn der Beschwerden, angewandt werden. Eine
spätere Anwendung scheint nach den Erfahrungen, die u. a. im Rahmen
von Heilversuchen gewonnen wurden, auch noch erfolgreich zu sein.
Immunsupprimierte mit protrahiertem Infektionsverlauf dürften auch
noch bei wesentlich späterer Gabe profitieren, Studienergebnisse liegen
dazu aber noch nicht vor.

Unter Zanamivir werden die Patienten bis zu 3 Tage früher symp-
tomfrei bzw. haben nur noch leichte Beschwerden. Dies entspricht einer Reduktion der Grippedauer um bis zu 40%. Darüber hinaus steht
die Reduktion der Komplikationsrate um bis zu 70% im Vordergrund.
Am deutlichsten ist diese therapeutische Wirkung bei Schwerkranken
mit ausgeprägtem Fieber und Risikopatienten. Eine frühere Arbeitsaufnahme erscheint zwar grundsätzlich möglich, muss aber von Fall zu Fall
kritisch erwogen werden.

Literatur

[1] Hayden FG, Albert DME, Osterhaus DVM, Treanor JJ, Fleming DM, Aoki FY, Nicholson KG, Bohnen AM, Hirst HM, Keene O, Wightman K: Efficacy and safety of the neuraminidase inhibitor zanamivir in the treatment of influenzavirus infections. N Engl J Med 1997, 337: 874–880

[2] The MIST Study Group: Randomised trial of efficacy and safety of inhaled zanamivir in treatment of influenza A and B virus infections. Lancet 1998, 352: 1877–1881

[3] Osterhaus A et al.: A double blind randomized trial of zanamivir in the treatment of acute influenza – clinical and virological efficacy results. 38th Interscience Conference on Antimicrobial Agents and Chemotherapy (ICAAC), San Diego, California, USA, September 24–27, 1998, Abstract H-67

[4] Hayden FG, Treanor JJ, Betts RF, Lobo M, Esinhart JD, Hussey EK: Safety and efficacy of the neuraminidase inhibitor GG167 in experimental human influenza. JAMA 1996, 275: 295–299

[5] Monto AS, Robinson DP, Herlocher L, Hinson JM, Elliott M, Keene O: Efficacy and safety of zanamivir in prevention of influenza among healthy adults. 38th Interscience Conference on Antimicrobial Agents and Chemotherapy (ICAAC), San Diego, California, USA, September 24–27, 1998, Abstract LB-7

11 Die Influenza-Problematik in der hausärztlichen Praxis

Klaus-Dieter Kossow

Kaum eine andere Erkrankung hat in diesem Jahrhundert – auch in Deutschland – so viele Menschen hinweggerafft wie die Influenza. Das klinische Bild der Erkrankung wird schon seit Jahrtausenden beobachtet, eine exakte Epidemiologie gibt es erst, seit objektive diagnostische Tests verfügbar sind. Ein Hausarzt, der mehr als 20 Jahre in eigener Praxis niedergelassen ist, hat mindestens *eine* schwere und mehrere leichte Influenzaepidemien mit seinen Patienten zusammen durchgemacht. Auch wenn sie sich impfen lassen, bleiben Ärzte und ihre Familienangehörigen selten von der Erkrankung verschont. Nach einer durchgemachten Influenza muss der Arzt sich dann manchmal wochenlang abgeschlagen durch den Praxisalltag quälen und den in Epidemiezeiten steigenden Arbeitsanfall bei geschwächter eigener Gesundheit bewältigen.

11.1 Im Wesentlichen klinisch zu beurteilen

Die häufigen Symptome der Influenza – Fieber, Gliederschmerzen, katarrhalische Erscheinungen, Husten, Kopf- und Augendruck sowie Abgeschlagenheit – sind im Praxisalltag ständig präsent. Von August bis Februar nehmen diese Krankheitszeichen bei den Patienten der durchschnittlichen Hausarztpraxis zu, um dann bis Juni auf das Sommertief der sogenannten Erkältungskrankheiten abzufallen.

Die Influenza hat kein einzelnes kategorisches Leitsymptom. Ähnliche Beschwerden wie bei der Influenza kommen auch bei vielen anderen ARE vor. Da das Gesamtbudget des deutschen Hausarztes zur Finanzierung der Labordiagnostik im Durchschnitt 3,50 DM pro Patient und Monat beträgt, ist nicht genügend Geld vorhanden, um in nennenswertem Umfang Labordiagnostik zu betreiben, wenn 10 % oder mehr der Bevölkerung an Fieber, Gliederschmerzen und Husten erkranken.

Hausärzte müssen daher oft die Weichen schon bei der Bewertung der Symptome und Krankheitsverläufe stellen. Bei ungewöhnlich hohem Fieber oder schwerem Husten, bei pneumonischen Symptomen wie ohrnahen, feinblasigen Rasselgeräuschen oder bei Risikopatienten wird man den Versuch unternehmen, die Influenza zu objektivieren. Bei positivem Befund hat der Praxisbereich bis zum vollständigen Abklingen der Symptome als Influenzagebiet zu gelten. Patienten mit Fieber, Husten, Katarrhen, Lymphknotenschwellungen etc. werden dann so behandelt, als hätten sie eine Influenza. Begleitbronchitiden, Pneumonien und den vor allem bei Kindern häufigen Otitiden gilt dann eine erhöhte Aufmerksamkeit. Der Antibiotikaeinsatz erfolgt dann früher und großzügiger als zu anderen Zeiten.

Die Krankenhäuser kämen bei einer Influenzaepidemie sehr schnell an ihre Kapazitätsgrenzen. Die verfügbaren Betten müssen daher für schwere Verlaufsformen mit kardialer oder pulmonaler Dekompensation reserviert bleiben, wie z.B. Herzinfarkte, ambulant nicht beherrschbare Asthmaanfälle oder problematische Verläufe von Bronchitiden und Pneumonien, etwa bei Resistenzproblemen.

Die bildgebende Diagnostik kann nicht routinemäßig, sondern nur gezielt eingesetzt werden. Der limitierende Faktor ist nicht in erster Linie der Kostenaufwand für das Röntgen, sondern der teure Krankentransport, der bei Kreislaufproblemen liegend erfolgen muss und dann meistens über 300 DM pro Fahrt kostet.

Hausärzte müssen daher bei Influenzaepidemien im Wesentlichen mit klinischer Diagnostik auskommen. Das Labor ist der Objektivierung der Epidemie als solcher und einzelnen schweren Fällen vorbehalten. Dennoch verfügen die niedergelassenen Allgemeinpraktiker über ein diagnostisches und therapeutisches Arsenal, mit dem sie keineswegs hilflos sind. Der neue PCR-Schnelltest und die neuen Neuraminidase-Inhibitoren bieten eine erweiterte Chance, riskante Verläufe der Influenza frühzeitig zu erkennen und abzuwenden.

Patienten mit einer ARE werden aus Zeitmangel oft im Schnelldurchgang behandelt. Dies kann bei der Führung von Influenzapatienten durchaus problematisch werden.

11.2 Herkömmliche diagnostische und therapeutische Vorgehensweise in der Allgemeinpraxis

In einer durchschnittlichen Epidemiephase leidet etwa ein Drittel der Patienten unter Fieber, Symptomen von Luftwegsinfektionen sowie Kopf- und Gliederschmerzen. Diese Beschwerden zählen zu den häufigsten Beratungsanlässen in der Allgemeinpraxis überhaupt. Kinder und jüngere Menschen werden überhaupt erst durch eine ARE zum Patienten und haben als Neupatienten eine gute Chance, mit besonderer Sorgfalt betreut zu werden.

In manchen Altersheim-Sprechstunden, wo der Arzt Langzeiterkrankte routinemäßig betreut, kommt es dagegen gelegentlich vor, dass die bei alten Menschen ohnehin oft abgemilderten Symptome von Virusinfekten (siehe auch S. 102) in ihrer Bedeutung zu spät erkannt oder auch zu spät an den Arzt herangetragen werden. Der Autor hat es in Epidemiezeiten selbst einige Male erlebt, dass bei der Routineauskultation alter Menschen feinblasige Rasselgeräusche als Erstsymptom zu hören waren, obwohl die Patienten sonst keine nennenswerte Symptomatik, insbesondere kein Fieber, hatten.

Die folgenden Angaben beziehen sich auf die herkömmliche Vorgehensweise im Normalfall und wurden bei besonderen Umständen modifiziert: Klagte der Patient über Fieber, plötzliche Abgeschlagenheit, Gliederschmerzen, Augen- und Kopfdruck, ergab die Inspektion des Rachenringes eine lackartige, rote, gefäßinjizierte, von Eiterbelägen freie Schleimhaut, und fand man eine vermehrt gefäßinjizierte Konjunktiva und ein nicht mehr spiegelndes, rotes, aber von gelben Auswölbungen freies Trommelfell, so riet man ihm zunächst, viel zu trinken und gegebenenfalls Paracetamol oder Acetylsalicylsäure zu nehmen. War der Husten quälend, gab man ihm vorübergehend auch etwas Codein. Auf ein Antibiotikum verzichtete man zunächst aber.

Am nächsten Tag wurde der Patient erneut untersucht. Kamen nun grobblasige Rasselgeräusche, vielleicht sogar mit gelbem Auswurf, hinzu, ging man davon aus, dass er eine Bronchitis hat, und gab ein Antibiotikum. Bei feinblasigen, ohrnahen Rasselgeräuschen vermutete man eine Pneumonie und bei Reibegeräuschen eine Pleuritis. Dann waren Cephalosporine und Makrolide angezeigt.

Eine Röntgenaufnahme der Lunge und ausführliche Laboruntersuchung ordnete der Arzt auch dann noch nicht an. Beides war aber dann fällig, wenn die Rasselgeräusche bei der Untersuchung am nächsten oder übernächsten Tag nicht verschwunden waren, der Krankheitszustand sich nicht entscheidend gebessert hatte und der Kreislauf nicht ausreichend stabil war.

Eine Influenza erleben manche Patienten als eine schwere Erkrankung. Noch viele Wochen nach Abklingen der objektiven Krankheitszeichen einer Influenza kann ein Schlappheitsgefühl und eine eingeschränkte Belastbarkeit in Beruf und Freizeit bestehen. Ob diese „postgrippale Asthenie" auf einer infektionsbedingten Regulationsstörung vegetativer Funktionen oder gar auf einer Beteiligung des Herzens und anderer Organe an der Infektion beruht, lässt sich oft nicht klären. Die

Patienten sollten nach einer Influenza nicht zu früh gesund geschrieben werden.

11.3   Neue Therapierichtlinien wünschenswert

Nach § 70 des Fünften Sozialgesetzbuches schuldet der Arzt dem Patienten eine Therapie im Rahmen des Ausreichenden, Zweckmäßigen, Notwendigen, nach dem allgemein anerkannten Stand der medizinischen Erkenntnisse. Wünschenswert wäre daher die Entwicklung einer neuen, allgemein anerkannten Leitlinie zur Diagnostik und Therapie fieberhafter Virusinfekte.

Nach Auffassung des Autors soll jeder Patient mit plötzlichem Fieber, Husten, Kopf- und/oder Gliederschmerzen wenigstens dann als Influenzapatient behandelt werden, wenn im zeitlichen Bezug zum aktuellen Krankheitsgeschehen Influenza objektiv nachgewiesen worden ist.

Ein nebenwirkungsarmes virostatisches Therapeutikum wie der neue Neuraminidase-Hemmer ist wünschenswert, um die ernsthaften Folgekrankheiten der Influenza zu unterdrücken oder zu vermeiden. Der Neuraminidase-Hemmer wird inhaliert und erreicht daher seine höchste Wirkkonzentration am respiratorischen Epithel, dem Ort der Vermehrung der Influenzaviren. Das Fieber fällt meist innerhalb von Stunden nach der ersten Anwendung, die Influenza wird um mehrere Tage schneller überwunden, und – was am wichtigsten ist – ein Großteil der gefährlichen Komplikationen bleiben aus.

Auf der Basis einer rechtzeitigen und möglichst lückenlosen Impfung von Risikopatienten (siehe auch S. 54, 96 f.) ist die frühzeitige Influenzadiagnose bei Impfdurchbrüchen und Nichtgeimpften die Grundvoraussetzung, um die neue Therapiechance optimal nutzen zu können. In Zukunft wird es daher verstärkt darauf ankommen, die klinischen Besonderheiten der Influenza gegenüber anderen ARE noch deutlicher herauszuarbeiten, um die Verdachtsdiagnose Influenza auch ohne kostspielige Diagnostik noch sicherer zu stellen.

Es ist zu hoffen, dass der Einsatz rationaler und kausaler Therapieprinzipien in Form von Virostatika und Antibiotika (im Falle von bakteriellen Folgeinfektionen) nicht durch bürokratische Kontrollmaßnahmen des Systems der gesetzlichen Krankenversicherung behindert wird.

Influenzaimpfung

Werner Lange

Einer Influenza nur mit Aerobic, Jogging und gesunder Ernährung vorzubeugen, gelingt fast nie. Die Schutzimpfung dagegen ist die wirksamste Form der Influenzavorbeugung mit einer Effektivität von ca. 70–80% (bei Risikopatienten auch nur 50% möglich). Die Zusammensetzung der Impfstoffe wird jährlich an die Variation der Influenzaviren angepasst. Dazu sind die Ergebnisse der nationalen und internationalen Überwachungssysteme die Grundlage (siehe Beiträge von Uphoff, S. 25–33, und Heckler, S. 34–41). Wegen der Wandelbarkeit des Influenzavirus ist eine jährliche (Wieder-)Impfung erforderlich. Die Einführung der Neuraminidase-Inhibitoren ändert an dieser Empfehlung nichts.

12.1 Empfohlener Personenkreis

Die Impfung wird besonders Menschen mit erhöhtem Risiko für Influenzakomplikationen empfohlen (s. Tab. 6.**2**, S. 54). Auch Personen über 60 Jahre sowie alle, die vermehrt exponiert sind und Umgang mit vielen Menschen haben, z. B. medizinisches Personal, Polizisten, Lehrer, Busfahrer, Bahnschaffner usw. sollen gegen Influenza geimpft werden. Auch wer bei eigener Influenza andere, vor allem Risikopersonen, gefährden kann, sollte geimpft werden. Dazu gehören Familienangehörige von Risikopersonen, auch Kinder, sowie Pflegepersonal in Alters- und Pflegeheimen (Tab. 12.**1**). In der Bevölkerung und der Ärzteschaft besteht aufgrund der bisherigen Empfehlungen der Eindruck, dass die Schutzimpfung gegen Influenza nur für Personen über 60 Jahre und chronisch Kranke angezeigt sei. Dieser Eindruck ist falsch. Da wir jedes Jahr auch schwere Erkrankungen und Todesfälle an Influenza bei jungen, sonst gesunden Erwachsenen beobachten müssen, sollte die Impfung auch diesem Personenkreis als sinnvoll empfohlen werden.

Die Grippeimpfung ist eine gut verträgliche Impfung, für die es – außer einer nachgewiesenen Hühnereiweißallergie – keine Kontraindikationen gibt.

Tab. 12.**1** Indikationen zur Influenzaimpfung

– chronische Erkrankung
– 60 Jahre oder älter
– berufliche Exposition in der Medizin
– berufliche Exposition mit Publikumsverkehr
– Personen mit Immunsuppression
– Bewohner von Alters- und Pflegeheimen
– Personen mit Kontakt zu Risikopersonen
– schwangere Frauen

Auch spezielle Patientengruppen mit hoher Influenzagefährdung, wie z.B. Karzinompatienten unter Chemotherapie und Transplantationspatienten unter immunsuppressiver Therapie, können und sollen gegen Influenza geimpft werden. Studien zur Grippeimpfung in der Schwangerschaft liegen nicht vor, Schäden sind aber nicht bekannt. Bei hohem Krankheitsrisiko soll nach der Empfehlung des RKI – bevorzugt im zweiten Drittel der Schwangerschaft – zur Impfung geraten werden. Die erhöhte Gefährdung durch Influenzakomplikationen unter der Belastung von Schwangerschaft, Geburt, Wochenbett und Stillzeit spricht für eine erweiterte Indikation bei einer sich anbahnenden Epidemie. Zur Impfindikation für Kinder siehe Beitrag von Tympner „Influenza bei Kindern" (S. 79).

Ökonomische Bewertungen (siehe S. 62 f.) haben Einsparungen durch die Impfung bei älteren Menschen, jungen Erwachsenen und Schulkindern ergeben.

12.2 Dauer des Impfschutzes – Zeitpunkt der Impfung

Da bei der Influenzaimpfung vorwiegend eine humorale Antwort stimuliert wird, hängt die Dauer des Impfschutzes, der etwa 2–4 Wochen nach der Impfung einsetzt, von der Halbwertszeit der Antikörpermoleküle ab. Erfahrungsgemäß hält der Schutz etwa 3–5 Monate lang an (Arroyo et al. 1984; Couch et al. 1997; Rautenberg et al. 1988, 1989; Minutella et al. 1999), weshalb Frühgeimpfte im Januar, zum Höhepunkt der Grippesaison, trotz Impfung erkranken können (siehe auch S. 103). Es empfiehlt sich daher, Hochrisikopatienten in einer Saison zweimal – im September/Oktober und noch einmal im Dezember/Januar – zu impfen, um die ganze Saison abzudecken. Die mögliche Variante, erst Ende November oder im Dezember zu impfen, stößt allerdings auf das Unverständnis vieler Patienten, die bis dahin oft schon einen anderen Virusinfekt („Grippe") erlebt haben und die Impfung daher nicht mehr für notwendig halten.

12.3   Akzeptanz der Impfung

Die Akzeptanz der Imfluenzaimpfung ist in Deutschland noch viel zu gering. Nur etwa 10–12 % der Gesamtbevölkerung und etwa 15–30 % der Risikogruppe sind gegen Influenza geimpft. Zumindest in der Risikogruppe ist die Akzeptanz in den USA und verschiedenen europäischen Ländern (z. B. Spanien, Italien, Frankreich, England) besser als in Deutschland.

Zwischen 1994 und 1998 konnte die Gesamtzahl der applizierten Impfdosen in Deutschland (trotz der schweren Grippesaison 1995/96) nur leicht gesteigert werden. Seit Gründung der Arbeitsgemeinschaft Influenza konnte sie – allerdings auf einem zu niedrigen Niveau – verdoppelt werden. Warum nutzen die Deutschen die als gut verträglich und wirksam erwiesene Schutzimpfung nicht besser?

In einer italienischen Studie (Preliasco 1997) wurden die folgenden Gründe für die Nichtteilnahme an der Impfung genannt: 40,5 % der potenziellen Impflinge gaben an, keine Informationen über die Möglichkeit, Wirksamkeit und Sicherheit der Impfung zu haben, 28,8 % waren nicht über die Gefährlichkeit der Influenza unterrichtet, fast 20 % bekannten sich zu ihrer fehlenden Motivation und Nachlässigkeit, 10,8 % gaben Probleme an, eine Impfung zu erhalten, 8,1 % sagten, sie nähmen ohnehin schon zu viele Medikamente, und 9 % hatten noch verschiedene andere Gründe. Bei 70 % der Ungeimpften bestand demnach eine Unkenntnis, die nur durch Aufklärung zu beheben wäre. Ähnliche Gründe für die Nichtteilnahme an der Schutzimpfung gegen Influenza kann man auch aus deutschen Befragungen entnehmen.

Von 538 Chemnitzern, die Ende Januar 1999 befragt wurden, waren 173 (32 %) geimpft. 60 % der Geimpften waren von ihrem Hausarzt und 36 % durch Medienberichte zur Impfung motiviert worden. Von den Ungeimpften gaben 54 % an, keine Impfung zu benötigen, da sie sich gesund fühlten. 47 % erkannten für sich persönlich kein erhöhtes Risiko durch eine Influenza. 34 % befürchteten, durch die Impfung an Grippe zu erkranken, und 32 % hatten Angst vor Nebenwirkungen der Impfung. Auf Anraten eines Arztes hätten sich 48 % der Ungeimpften dennoch impfen lassen.

Der Hausarzt hat demnach eine Schlüsselrolle, wenn es um die Impfmotivation geht. Er kann sich nicht damit begnügen, nur ein Plakat in sein Wartezimmer zu hängen, er muss seine (greifbaren) Patienten aktiv auf die anstehende Impfung ansprechen bzw. die betroffenen Patienten aus seiner Kartei mit Hilfe eines modernen Recall-Systems rechtzeitig und zuverlässig an die fällige Vorbeugung erinnern.

Aber auch damit wird nur ein Teil der Impflinge erreicht. Eine regelrechte Kampagne in den Publikumsmedien muss die Bemühungen der Hausärzte flankieren. Das Ziel muss sein, einen wesentlichen Teil der Risikogruppe und ungefähr 25 – 30% der Gesamtbevölkerung gegen Grippe zu impfen.

Literatur

[1] Arroyo JC, Postic B, Brown A, Harrison K, Birgenheier R, Dowda H: Influenza A/Philippines/2/82 outbreaks in a nursing home: limitations of influenza vaccination in the ages. Am J Infect Control 1984, 12: 329 – 334

[2] Couch BC, Keitel WA, Cate TR: Improvement of Inactivated Influenza Virus Vaccines. J Infect Dis 1997, 176 (Suppl. 1): S 38 – S 44

[3] Lange W, Vogel GE, Uphoff H: Influenza. Virologie, Epidemiologie, Klinik, Therapie und Prophylaxe. Blackwell Wissenschafts-Verlag, Berlin, Wien, 1999

[4] Minutello M, Senatore F, Cecchinelli G, Bianchi M, Andreani T, Podda A, Crovari P: Safety and immunogenicity of an inactivated subunit influenza virus vaccine combined with MF59 adjuvant emulsion in elderly subjects, immunized for three consecutive influenza seasons. Vaccine 1999, 17: 99 – 104

[5] Pregliasco F et al.: [Anti-influenza vaccination: Knowledge, attitude and practice of the elderly residing in the city of Milan.] Ann Ig 1997 1997, 9: 127 – 131

[6] Rautenberg P, Teifke I, Schlegelberger T, Ullmann U: Influenza Subtype-specific IgA, IgM and IgG Response in Patients on Hemodialysis after Influenza Vaccination. Infection 1988, 16: 323 – 328

[7] Rautenberg P, Proppe D, Schütte A, Ullmann U: Influenza Subtype-Specific Immunoglobulin A and G Responses after Booster versus One Double-Dose Vaccination in Hemodialysis Patients. Eur J Clin Microbiol Infect Dis 1989, 8: 897 – 900

[8] Zur Influenza-Impfung in der Saison 1998/1999 – Querschnittsuntersuchung zur Inanspruchnahme der Impfung in Chemnitz. Epidemiol Bull 10/99, 61 – 63

13   Influenza in der Geriatrie

Werner Lange, Georg Vogel

Die Influenza tritt nach der Neugeborenenzeit in jedem Lebensalter auf. Der in der niedergelassenen Praxis gewonnene Eindruck, dass vor allem Kleinkinder und alte Menschen an einer Influenza erkranken, stimmt nicht mit den wirklichen Erkrankungszahlen überein. Tatsächlich erkranken Kinder, Jugendliche, junge Erwachsene und Menschen im mittleren Lebensalter absolut häufiger an einer Influenza als alte Menschen. Bei der Influenza-Sterblichkeit und bei den Hospitalisierungsraten jedoch liegt der Schwerpunkt eindeutig bei den Älteren. Die Übersterblichkeit während einer Influenzasaison betrifft nach Sprenger et al. (1993) zu 95 % die über 60-jährigen.

13.1   Bewohner von Alters- und Pflegeheimen besonders gefährdet

In Bezug auf die Influenza sind Alters- und Pflegeheime besonders problematische Einrichtungen. Hier breitet sich die Influenza schneller aus und verläuft zudem oft schwerer als bei alten Leuten in angestammter Wohnumgebung. Mehr als 50 % der über 65-Jährigen, die an Influenza verstarben, lebten in Heimen.

Bei der Ausbreitung der Influenza in Alters- und Pflegeheimen spielen das Personal und besuchende Angehörige (Kinder!) eine wichtige Rolle. Zur Bekämpfung der Influenza in diesem Bereich muss daher auch die möglichst lückenlose Schutzimpfung des Personals und der Familienangehörigen gehören. Ebenso ist bei laufenden Influenzaepidemien der Kontakt der Bewohner zur Außenwelt auf ein Mindestmaß zu beschränken.

Seit Neuraminidase-Hemmer verfügbar sind, gehört deren Einsatz bei Influenza ebenso wie die rechtzeitige Schutzimpfung zu den unverzichtbaren Komponenten der Strategie zum Schutz und zur Lebenserhaltung der alten Menschen, auch bei regelmäßig Geimpften. Während einer Influenzaepidemie sollte in Alten- und Pflegeheimen ohne Zeitverlust geklärt werden, ob es sich bei einem Indexfall um eine Influenza handelt. Dafür stehen die schnelle PCR und Antigenschnelltests zur Verfügung. Handelt es sich bei dem Indexfall um eine Influenza, kann ohne weitere Virusdiagnostik angenommen werden, dass Atemwegserkrankungen bei weiteren Bewohnern ebenfalls eine Influenza sind.

Wie drastisch Influenzaausbrüche in Altersheimen verlaufen, zeigen zwei Beispiele aus der vergangenen Grippesaison 1998/99. Leider ist anzunehmen, dass ähnliche Ereignisse häufig sind: In einem Altersheim mit 60 Bewohnern im Alter zwischen 86 und 90 Jahren erkrankten trotz einer 95%igen Durchimpfungsrate zwischen Ende Dezember und Ende Januar 30 Bewohner an Influenza. Bei 20 Erkrankten wurde die Influenza durch Anzüchtung oder PCR dokumentiert. Von den 30 Erkrankten sind 9 gestorben, die alle eine Influenza A hatten. 8 der Verstorbenen waren bereits im September geimpft worden (zur Problematik des richtigen Impfzeitpunktes, siehe S. 97 f.). In Zukunft können solche Patienten durch eine frühzeitige Diagnose und den Einsatz des neuen Neuraminidase-Inhibitors wahrscheinlich gerettet werden.

Das zweite Beispiel verlief ähnlich drastisch, allerdings ist die Influenza in diesem Fall weniger gut dokumentiert. Von 44 Bewohnern eines Altersheims, die zu 82% gegen Influenza geimpft waren, erkrankten 25. Bei 4 der Erkrankten wurde eine Influenza A nachgewiesen. 5 Kranke, die alle geimpft waren, verstarben. Nur bei einem Verstorbenen war die Influenza (A) nachgewiesen worden. Auch hier hätte die Kombination aus frühzeitiger Diagnostik und wirksamer Therapie wahrscheinlich Leben retten können.

Da in beiden Heimen das Pflegepersonal nur zu einem deutlich geringeren Prozentsatz geimpft war als die Bewohner und mehrere Influenzafälle angegeben wurden, besteht der Verdacht, dass neben infizierten Familienangehörigen vor allem Virus ausscheidende Pflegepersonen für die Verbreitung der Influenza verantwortlich waren. Auf die Verantwortung der Pflegepersonen und der Heimleitung sei hier besonders hingewiesen.

13.2 Ursachen der Influenza-Mortalität im Alter

Neben dem Leben in Alters- und Pflegeheimen ist die allgemeine Reduktion der Immunreaktivität im Alter als Ursache der erhöhten Influenza-Mortalität zu nennen. Der Beitrag chronischer Grundkrankheiten bzw. Risikofaktoren zur Influenza-Mortalität von Menschen über 65 Jahren lässt sich nach der Untersuchung von Barker und Mullooly (1982) quantifizieren: Die Influenza-Mortalität von über 65-Jährigen ohne Risikofaktor liegt bei 9 von 100 000 Erkrankungsfällen, was sich nicht wesentlich vom Risiko der 44–64-Jährigen unterscheidet. Bei *einem* medizinischen Risikofaktor, der in dieser Altersgruppe normalerweise vorauszusetzen ist, ist das Risiko bereits 20fach erhöht, bei zwei oder drei Risikofaktoren bereits 30fach. Umgekehrt fanden Ahmed et al. (1995), dass 70–90% der über 65-Jährigen mit Todesursache Influenza einen oder mehrere Risikofaktoren hatten.

Ältere Menschen mit medizinischen Risikofaktoren bzw. chronischen Grunderkrankungen (siehe auch Tab. 6.**2**, S. 54) haben daher in puncto Influenza eine besonders sorgfältige Betreuung nötig. Die heimbetreuenden Ärzte müssen berücksichtigen, dass bereits das Leben im Altersheim selbst ein erhöhtes Influenzarisiko bedingt. Vor allem in der Saison der Grippeepidemien muss schon eine leichte Symptomatik – auch ohne Fieber – den Grippeverdacht und alle erforderlichen Maßnahmen auslösen.

13.3   Klinik der Influenza bei alten Patienten

Die Klinik der Influenza bei alten Patienten zeigt wichtige Besonderheiten, die der betreuende Arzt unbedingt kennen muss, um den Beginn einer Influenza nicht zu übersehen. *Die Alten, das sind die besonderen klinischen Fälle. Was aus dem Gewohnten herausfällt, was klinisch auffällt zu einer Zeit, in der die Influenza auftritt, ist bei älteren Patienten immer sehr gefährlich und muss beim Arzt sofort einen Influenzaverdacht auslösen.*

Die alten Patienten haben teilweise keinen „Sudden onset". Die Erkrankung kann bei ihnen eher schleichend oder zögernd beginnen. Die Mono- oder Oligosymptomatik des alten, am Rande der Kompensation lebenden Menschen kann u. U. auf *einem* einzigen oder wenigen sehr sensiblen Symptomen beruhen. Es kann z. B. vorkommen, dass ein alter Mensch dem Arzt verwirrt oder verwirrter als sonst erscheint. Der Patient hat vielleicht einen veränderten Blutdruck, eine Exsikkose, eine Hypokaliämie mit der Gefahr von Herzrhythmusstörungen, Gerinnungs- oder Zuckerschwankungen oder eine Obstipationsneigung.

Die typische Influenzasymptomatik des jungen Patienten (die natürlich ebenfalls variabel ist) kann beim alten völlig fehlen oder ist nur andeutungsweise vorhanden. Ein leichter Kopfdruck, rote Augen, ein Hüsteln bzw. Räuspern oder verstärkte Gliederschmerzen sind möglicherweise dezente Influenzabeschwerden, die natürlich nur bei genauer Beobachtung oder Befragung entdeckt werden.

Ganz wesentlich für die Influenzadiagnose beim alten Menschen sind die bestehenden chronischen Erkrankungen und deren mögliche Komplikationen. Es spielt dabei keine Rolle, ob diese Komplikationen in der Vergangenheit schon einmal aufgetreten sind. Die Influenza kann alle möglichen Erkrankungen des alten Menschen zur Dekompensation bringen.

Bei alten Patienten besteht eine verstärkte medizinische Notwendigkeit zur Frühdiagnose. Daher empfiehlt es sich dringend, die erforderliche Labordiagnostik (Basisprogramm, siehe S. 53) mit individuellen Erweiterungen je nach Grunderkrankungen durchzuführen. Die Frühdiagnose der Influenza mittels PCR-Schnelltest ermöglicht in besonderen Fällen die Betreuung unter gesicherten Voraussetzungen. Ein vorrangiges Ziel dieser Betreuung ist die Vermeidung einer (frühzeitigen) stationären Einweisung. In Zukunft wird die antivirale Therapie mit Neuraminidase-Hemmern einen wesentlichen Beitrag zur Betreuung alter Menschen mit Influenza leisten.

13.4 Zwei Kasuistiken – Zanamivir bei alten Patienten

Der geistig sehr rüstige 96-jährige Patient (Dr. G.; Abb. 13.**1**), der in einem Altersheim wohnt, ist im September 1998 gegen Influenza geimpft worden. Er legt selbst großen Wert auf die Einhaltung des jährlichen Impftermins. Ende Januar 1999 kam er mit 39,7 °C Fieber und geröteten Augen in die Praxis. Er fühlte sich schwerkrank und berichtete, im Altersheim ginge eine Grippe um. Der Abstrich an diesem ersten Tag war negativ. Nach Auskunft von Dr. Heckler vom NRZ Hannover ist es nicht ungewöhnlich, dass der Abstrich erst am zweiten Tag positiv wird (siehe dazu auch S. 41). Bei Dr. G. waren die Abstriche am 2., 3. und 4. Tag positiv. Durch die fieberbedingte Exsikkose hatte der Patient eine Hypokaliämie und ein erhöhtes Fibrinogen.

Da sich ein solcher klinischer Zustand im hohen Alter des Patienten sehr schnell verschlechtern und die vorhandene Herzinsuffizienz innerhalb kurzer Zeit in ein riskantes Stadium übergehen kann, wurde er sofort heparinisiert.

Nach Bestätigung der Influenza erhielt Dr. G. den Neuraminidase-Inhibitor Zanamivir im Rahmen eines Heilversuchs. Bei dieser schweren Influenza A eines geimpften 96-Jährigen mit 39,7 °C Fieber war der Einsatz des neuen Medikamentes mehr als gerechtfertigt und aus heutiger Sicht ein Glücksgriff. Damit die Applikation auf Anhieb gelang, inhalierte Dr. G. das Medikament unter Assistenz in der Praxis.

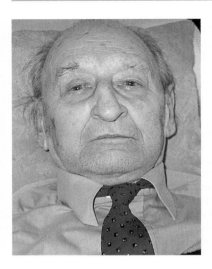

Abb. 13.**1**   Dr. G. Physiognomie
bei Influenza

Der klinische Erfolg war beeindruckend. Bereits nach 12 Stunden kam es zur Entfieberung und klinischen Besserung. Dr. G. erhielt die Substanz noch 2 Tage lang, bevor er die Therapie am 3. Tag von sich aus beendete, weil es ihm besser ging. Da er im Rachenabstrich einen Enterobacter hatte, was bei alten Menschen allerdings eher die Regel ist, erhielt er im Anschluss noch ein Antibiotikum (ein Chinolon der 3. Generation), um den Erfolg der antiviralen Chemotherapie durch eine Superinfektion nicht zu gefährden. Der 96-jährige Patient hat seine Influenza unbeschadet überstanden. Seine Frau aber, die nicht entsprechend behandelt wurde, hat infolge der sicher vorhandenen Influenza eine Sepsis entwickelt und musste daraufhin auf eine Pflegestation verlegt werden, wo sie seitdem über eine Magensonde ernährt wird.

Die Influenza einer 88-jährigen Patientin unter oraler Antikoagulation, die zur Kontrolle ihres Quick-Wertes in die Praxis kam, blieb zunächst unerkannt. Die Praxishilfe, die ihr Blut abnahm, sah ihr zwar schon an, dass es ihr nicht gut geht, diese Beobachtung aber blieb folgenlos. Der gemessene Quick-Wert lag bei 9 %, was am ehesten für einen Messfehler gehalten wurde. Die Patientin sollte am nächsten Tag zu einer erneuten Kontrolle in die Praxis kommen. Am nächsten Morgen rief die Patientin an, sie läge in ihrem Blut. Ihr Kopfkissen, das sie in die Praxis mitbrachte, zeigte einen großen Blutfleck. Ihr Quick-Wert lag nun bei 4 %! Die Patientin hatte eine dezent ausgeprägte obere Atemwegser-

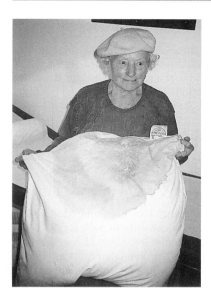

Abb. 13.**2**   88-jährige Patientin

krankung und eine Zyanose; die Pulsoximetrie ergab einen SpO_2-Wert von 90 %. Der PCR-Schnelltest war negativ. Vermutlich lag der Zeitpunkt der Infektion schon zu weit zurück. Dennoch wurde der Entschluss gefasst, den Neuraminidase-Hemmer Zanamivir im Rahmen eines Heilversuchs einzusetzen. Die Überlegung war, dass eine Patientin mit frischem Blut in den Alveolen durch eine Influenza extrem gefährdet wäre. Nach den Erfahrungen des Autors war der Influenzaverdacht trotz negativem Nachweis gut begründet.

Auf Wunsch der Patientin wurde die notwendige Therapie ambulant durchgeführt. Zur Behandlung ihrer schweren Gerinnungsstörung bekam sie Prothrombinkomplexe, was bei einer marcumarisierten Patientin mit viralem Infekt nicht ohne Risiko geschieht. Ihr Quick-Wert konnte damit auf 20 % stabilisiert und die Blutungen gestoppt werden.

Der exakte Zusammenhang zwischen der (wahrscheinlichen) Influenza und der Gerinnungsstörung dieser Patientin ist nicht bekannt. Eine Verbrauchskoagulopathie, wie sie bei schweren Influenzaverläufen auftreten kann, ist in diesem Fall nicht wahrscheinlich, da die Fibrinogenwerte der Patientin kaum erhöht waren. Vermutlich hat die Virusinfektion die Syntheseleistung der Leber an Gerinnungsfaktoren, ähnlich wie bei einer Hepatitis, beeinträchtigt.

13.5   Frühdiagnose und zuverlässiges Case management

Die beiden geschilderten geriatrischen Fälle mit Ausnahmecharakter sind dazu geeignet, das Konzept zum Umgang mit der Influenza, das in diesem Buch vorgestellt wird (siehe u. a. auch den Beitrag „Klinik der Influenza", S. 42 – 59), auf die Probe zu stellen. Die wichtigste Lehre, die der Autor selbst aus diesen und ähnlichen Kasuistiken zieht, lautet:

> Sowohl bei jungen als auch in verstärktem Maße bei alten Patienten gilt das Prinzip der FRÜHZEITIGKEIT.

13.5.1   Frühzeitigkeit der Diagnostik

Wenn das klinische Erscheinungsbild eines Patienten und/oder die klinische Erfahrung des Arztes einen Influenzaverdacht nahe legen, ist bei alten Menschen ein Rachenabstrich empfehlenswert. Alte, gefährdete und schwerkranke Patienten sind die Hauptkandidaten für einen Abstrich. Da diese diagnostische Leistung in der Praxis nur in ausgesuchten Fällen bzw. zur Orientierung über eine Influenzawelle möglich ist, müssen alle alten Patienten mit begründetem Influenzaverdacht so betreut werden, als hätten sie eine nachgewiesene Influenza.

13.5.2   Eine wichtige Entscheidung

Die Kunst des Arztes besteht nach Stille vor allem darin zu entscheiden, wer ein Antibiotikum braucht und wer nicht (siehe dazu auch S. 84). Die Kenntnis der Anfälligkeit des Einzelnen für bestimmte Infektionen und Komplikationen, das Basislaborprogramm (S. 53), die Klinik, die Auskultation der Lunge, die engmaschige Beobachtung des Krankheitsverlaufes und die Berücksichtigung der epidemiologischen Situation geben bei dieser Entscheidung eine hohe Sicherheit.

Die Kenntnis des vorherrschenden Keimspektrums ist für die kalkulierte Antibiotikatherapie entscheidend. Dabei ist zu berücksichtigen, dass junge und alte Patienten ein verschiedenes bakterielles Keimspektrum haben. Bei den alten Patienten ist das gramnegative Spektrum betont, in verstärktem Maße bei chronischen Erkrankungen, wie z. B. Diabetes oder Herzinsuffizienz.

Während einer Influenzawelle ist es wichtig, genau zu wissen, welches Antibiotikum man bei einer Sekundärinfektion mit hohen Erfolgsaussichten einsetzen kann. In der Praxis des Autors wird seit 1997 bei allen superinfizierten ARE ein Chinolon der 3. Generation mit zuverlässigem Erfolg verwendet – außer bei Kindern, wo es nicht zugelassen ist. Bei Kindern kommt meistens Cefuroxim zum Einsatz.

13.5.3 Frühzeitigkeit der Therapie

Der Patient mit Influenza ist bereits in den ersten 3 – 4 Tagen seiner Erkrankung vital bedroht. Die frühzeitige Entscheidung zu einer antiviralen, kausalen Therapie kann schwere Krankheitsverläufe, Komplikationen, Superinfektionen, Dekompensationen bestehender Erkrankungen und tödliche Verläufe abwenden. Die in den klinischen Studien gewonnenen Erkenntnisse zur Wirksamkeit des Neuraminidase-Hemmers Zanamivir (siehe S. 86 – 89) konnte der Autor bei Heilversuchen an seinen Patienten bestätigen. Die Leitsymptome der Influenza, wie z. B. Fieber oder Kopfschmerzen, waren nach Therapiebeginn mit Zanamivir innerhalb von 12 Stunden stark rückläufig oder gar nicht mehr vorhanden. Um den größtmöglichen Effekt zu erlangen, sollte Zanamivir innerhalb von 2 Tagen nach dem Krankheitsausbruch angewandt werden. Eine spätere Anwendung erscheint aber nach den vorliegenden Erfahrungen ebenfalls noch erfolgreich. Die in diesem Beitrag vorgestellte Patientin mit massiver Gerinnungsstörung ist ein Beispiel dafür, dass Zanamivir auch noch bei eingetretener Dekompensation wirksam wird, und dass sein therapeutischer Beitrag in dieser Situation besonders wichtig ist.

Die FRÜHZEITIGKEIT ist die Chance des Arztes, der nun ein aussichtsreiches Konzept zum Umgang mit der am meisten unterschätzten Infektionskrankheit hat.

Literatur

[1] Ahmed AH, Nicholson KG, Nguyen-Van-Tam JS: Reduction in mortality associated with influenza vaccine during 1989 – 90 epidemic. Lancet 1995, 346: 591 – 595

[2] Barker WH, Mullooly JP: Impact of epidemic type A infections in a defined adult population. Am J Epidemiol 1980, 112: 798 – 811

[3] Lange W, Vogel GE, Uphoff H: Influenza. Virologie, Epidemiologie, Klinik, Therapie und Prophylaxe. Blackwell Wissenschafts-Verlag, Berlin, Wien, 1999

[4] Vogel GE, Lange W: Lebensbedrohliche Influenza A. Antivirale Chemotherapie mit Neuraminidase-Hemmer. Der Hausarzt 1999: 43

[5] Sprenger MJW, Beyer WEP, Kempen BM, Mulder PGH, Masurel N: Risk factors for influenza mortality? Options for the control of influenza II. Excerpta Med 1993, 15 – 23

[6] Stille W: Antibiotika bei der Erkältungskrankheit. In: Tyrell DAJ (Hrsg) Erkältungskrankheit. Gustav Fischer Verlag, Stuttgart, Jena, New York, 1996

14 Schlusswort der Herausgeber

Georg Vogel, Werner Lange

Die Millennium-Grippesaison 1999/2000 findet unter neuen Vorzeichen statt. Die Teilnehmer des „Expertengespräches Influenza" im Thieme Verlagshaus konstatierten einen *Durchbruch* in zweifacher Hinsicht. *Durchbruch in der Diagnostik:* Mit Hilfe des neuen, verlässlichen PCR-Schnelltestes lässt sich ein Influenzaverdacht nun innerhalb von Stunden abklären. *Durchbruch auch in der Therapie:* Mit dem neuen Neuraminidase-Hemmer Zanamivir (Relenza™) lässt sich das Influenzavirus erstmalig so wirksam bekämpfen, dass ein milderer und kürzerer Krankheitsverlauf resultiert.

Aus diesen beiden Durchbrüchen resultiert ein neues Strategiekonzept im Umgang mit der Influenza, das in diesem Taschenbuch beschrieben wurde. Zu seinen Voraussetzungen zählen

– die virologischen und epidemiologischen Besonderheiten der Influenza, die große Variabilität des Influenzavirus, die zu immer neuen Epi- und Pandemien führen kann,

– die Gefährdung durch diese am meisten unterschätzte Infektionskrankheit, die jedes Jahr für Tausende von alten und eine ganze Reihe von jungen Menschen tödlich endet, und

– die volkswirtschaftliche Belastung durch die Influenza, die allein für Deutschland mit 2 – 5 Milliarden DM jährlich beziffert wird.

Von der Therapie mit dem neuen Neuraminidase-Hemmer Zanamivir profitieren sowohl die Ungeimpften als auch die Geimpften bei einem Impfdurchbruch. Auch im Falle einer Pandemie mit einem neuen Virussubtyp, gegen den noch kein ausreichend wirksamer Impfstoff verfügbar ist, kann nun der Neuraminidase-Hemmer eingesetzt werden.

Für die antivirale Chemotherapie der Influenza mit Neuraminidase-Hemmern ergeben sich die nachfolgend aufgeführten Anwendungsgebiete.

Anwendungsgebiete für Neuraminidase-Hemmer

– Ungeimpfte im Falle einer Influenza (auch junge, gesunde Erwachsene)
– Geimpfte, vor allem Risikopersonen, z. B. in Alters- und Pflegeheimen, bei Influenza
– Personen, die nicht geimpft werden können, z. B. bei erwiesener Hühnereiweißallergie
– in Pandemien bei Fehlen eines spezifischen Impfstoffs
– in Pandemien, wenn der vorhandene Impfstoff nicht zur Deckung des Bedarfs gereicht hat
– in Epidemien, wenn das aktuell umlaufende Virus nicht dem Impfstamm entspricht
– bei Impfung während einer laufenden Influenzawelle zur Überbrückung der Zeit bis zum Einsetzen des vollen Impfschutzes

Die Schutzimpfung hat auch im neuen Strategiekonzept gegen die Influenza einen großen Stellenwert. Sie ist und bleibt die einfachste und wirksamste Möglichkeit, sich gegen Influenza zu schützen, und steht nicht in Konkurrenz zu den neuen Medikamenten. Beide sind in Zukunft Partner in *einer* Strategie. Unabhängig vom Fortschritt in der Therapie ist zu wünschen, dass sich möglichst viele Menschen gegen Influenza impfen lassen.

Aus einer soeben erschienenen Übersicht (Schweiz Med Wschr 1999, 129: 495 – 498) geht hervor, dass auch das medizinische und Pflegepersonal, z. B. in einer amerikanischen neonatologischen Intensivstation oder in der Universitätsklinik Genf, sich aus wenig stichhaltigen Gründen (u. a. Angst vor Nebenwirkungen, keine Zeit, Vertrauen auf „natürliche" Abwehr) nur in einem geringen Prozentsatz impfen lässt. „Impfen ist keine Privatsache", meint dazu Privatdozent Dr. Christian Ruef, Leiter der Abteilung Infektionskrankheiten am Universitätsspital Zürich. Da das medizinische und Pflegepersonal todbringende Infektionskrankheiten wie Influenza auf die ihm anvertrauten Patienten übertragen kann, schlägt der Infektiologe vor, den ständig aktualisierten Impfschutz in die Arbeitsverträge aufzunehmen.

Unter der Voraussetzung des rechtzeitigen Arztbesuches ist die frühzeitige gezielte Diagnose bzw. Begründung des Influenzaverdachts ein wichtiges Element des neuen Konzeptes. Dabei ist nicht nur die frühe Diagnose der Influenza selbst, sondern auch die frühzeitige Erkennung einer bakteriellen Superinfektion von großer Bedeutung. Der Zusammenhang zwischen der Superinfektion und der ursprünglichen Influenza wird auch heute noch oft übersehen.

In Zukunft wird es verstärkt darauf ankommen, ein Gespür für die Influenza und ihre klinischen Besonderheiten gegenüber den anderen ARE zu entwickeln. Enger gefasste und auf spezielle Patientengruppen zugeschnittene klinische Parameter werden es zukünftig vielleicht erlauben, die Verdachtsdiagnose Influenza auch ohne kostspielige Diagnostik noch sicherer zu stellen. Angesichts der wachsenden Zahl älterer Menschen müssen die Besonderheiten der Influenza in dieser Gruppe und deren Anspruch an eine sachgerechte und lebenserhaltende Therapie verstärkt berücksichtigt werden.

Die Einführung der antiviralen Neuraminidase-Hemmer ist ein Durchbruch, der sich als ähnlich bedeutend erweisen könnte wie seinerzeit die Einführung der Antibiotika. Ihre richtige Nutzung und ihr Stellenwert in der Strategie gegen die Influenza wurden an praktischen Beispielen erläutert. Die Hilflosigkeit gegenüber der Influenza gehört der Vergangenheit an. Neben dem präventiven gibt es nun auch ein wirksames therapeutisches Konzept. Wir wiederholen hier unsere in der Einleitung gemachte Aussage: *Niemand muss heute mehr an Influenza sterben, wenn alle – Ärzte und Patienten – gut informiert sind und adäquat handeln.*

Sachwortverzeichnis